李时珍脉象图谱

主编◎牛菲

揭示27种单脉象
列队27种同类脉
了然31种相似脉
尽收27种相对脉
打尽112种相兼脉
朗朗496句四言诀

中国医药科技出版社

图书在版编目（CIP）数据

李时珍脉象图谱 / 牛菲主编 .—北京：中国医药科技出版社 , 2015.3
ISBN 978-7-5067-7156-6

Ⅰ.①李… Ⅱ.①牛… Ⅲ.①脉象 – 图谱 Ⅳ.① R241.19

中国版本图书馆 CIP 数据核字 (2015) 第 011771 号

李时珍脉象图谱

美术编辑　陈君杞

版式设计　大隐设计

出版　中国医药科技出版社

地址　北京市海淀区文慧园北路甲 22 号

邮编　100082

电话　发行：010-62227427　邮购：010-62236938

网址　www.cmstp.com

规格　710 × 1020mm $^1/_{16}$

印张　7 $^3/_4$

字数　88 千字

版次　2015 年 3 月第 1 版

印次　2023 年 12 月第 10 次印刷

印刷　三河市百盛印装有限公司

经销　全国各地新华书店

书号　ISBN 978-7-5067-7156-6

定价　18.00 元

本社图书如存在印装质量问题请与本社联系调换

内容提要

李时珍在《濒湖脉学》中归纳出 27 种脉象，不仅扼要地叙述了各种不同的脉象、相类脉的鉴别、脉象所主病证等，而且采用了歌诀体裁，文字通俗，易学易懂，便于诵记，历来为广大医家所推崇，成为我国传统的中医脉学工具书之一。

本书将李时珍的《濒湖脉学》脉象与现代脉象融为一体，以图示脉，让读者通过学习不但"心中了了"，而且能对脉象"指下了了"，为中医脉象图研究提供了丰富的图谱资料。

全书分八章：第一章 神奇脉诊——心中易了，指下难明；第二章 体会先贤——《濒湖脉学——四言诀》择要与注解；第三章 药王切脉——27 种脉象与主病；第四章 脉象归类——同类脉象与主病；第五章 同中求异——相似脉象与主病；第六章 列对比较——相对脉象与主病；第七章 攻坚难点——相兼脉象与主病；第八章 脉象口诀——他山之石，可以攻玉。最后附有《濒湖脉学》原文。

本书图文并茂，通俗实用，可供中医院校师生和脉学爱好者学习参考。

前言

心中了了，指下了了——拜师李时珍

　　脉象的辨别，主要依据医者指下感觉，因此，医者察脉，必须反复练习指感，细心体察，尤其是对脉象的位、数、形、势等更应反复体察，将各种脉象要素综合起来进行分析，才能形成比较完整的脉象，才能正确地分辨各种病脉。

　　脉学在中医学中是极受重视的。晋代王叔和著有《脉经》。其后，五代高阳生著成《脉诀》，以其通俗易懂、便于记诵而广为传播，但其中谬误也不少。

　　《濒湖脉学》为明代李时珍所撰。李时珍（1518～1593年），字东璧，晚年号濒湖山人，明代蕲州（今湖北省蕲春县）人，是我国16世纪伟大的医药学家。他继承了正统的脉学，博采历代各家之长，对经义大加发挥，如他指出，切脉独取寸口，是以此候五脏之气，而不是切按五脏六腑经脉之体，阐发透辟。他在《脉经》24脉的基础上，又增述了3种脉，使中医脉象增至27种，即浮、沉、迟、数、滑、涩、虚、实、长、短、洪、微、紧、缓、芤、弦、革、牢、濡、弱、散、细、伏、动、促、结、代。他用朗朗上口、易于记诵的七言诗句写成"体状诗"，对每一种脉象做了形象的描述，如对浮脉的形容："浮脉唯从肉上行，如循榆荚似毛轻，三秋得命知无恙，久病逢之却可惊"，短短四句把浮脉的脉位、脉象、临床意义表述得很清晰。他还用"相类诗"、"主病诗"，把同一类的各种脉加以归纳，对其在诊断病证方面的意图加以阐发。《濒湖脉学》歌诀体裁，文字通俗，易学易懂，便于诵记，历来为广大医家所推崇，成为我国传统的中医脉学工具书之一。

　　本书的编写是将李时珍的《濒湖脉学》脉象与现代脉象融为一体，以图示脉，让读者通过学习不但"心中了了"，而且能对脉象"指下了了"，为中医脉象的研究提供了丰富的图谱资料。

编者

2015 年 1 月

目录

第一章　神奇脉诊
——心中易了，指下难明

🐾 为什么要把脉 🐾

1. 脉诊的作用

脉诊是中医临床不可缺少的诊察步骤和内容。脉诊之所以重要，是由于脉象能传递机体各部分的生理病理信息，是窥视体内功能变化的窗口，可为诊断病证提供重要依据。归纳起来有如下几点：

（1）辨别病证的部位：如浮脉主表证，沉脉主里证。

（2）辨别病证的性质：如迟脉、紧脉主寒，数脉、滑脉主热。

（3）辨别邪正的盛衰：如虚脉主正气虚，实脉主邪气实。

（4）辨别病证的进退：如外感热病，热势渐退，脉象出现缓和是将愈之象。

2. 脉诊的特点

（1）中医脉象的构成元素包括脉搏的位置、速率、节律、形态、势力（气势力量）五种。

（2）脉诊学是一门深奥的经验医学知识，具有的技巧很多，必须熟悉理论，然后勤于实践。

（3）脉象与病症有不相符之处，诊断时要运用从舍方法来处理脉象。

脉象的取舍（脉症顺逆与从舍）

脉象的取舍是指从脉和症的相对应性来判别疾病的顺逆和何时取脉或何时取症。这说明脉象是疾病表现的一个方面，不是全部，只能把脉象当作一个方面的信息为诊断做参考，要全面运用四诊合参，才能得出正确的结论。

1. 脉症顺逆

脉症顺逆是指从脉症的相对应、不相对应性来判别疾病的顺逆（顺逆是指疾病顺利进展与否，邪气与正气的关系），如：

（1）脉症相应——脉与证候相一致：表证见浮脉，热证见数脉为顺。

（2）脉症不相应——脉和证候不一致，如表证见沉脉，热证见迟脉为逆。

（3）脉症相应——暴病、新病见浮、洪、数、实为顺，说明正气充实能抗邪。久病、旧病见沉、微、细、弱为顺，说明邪衰正复有望。

（4）脉症不相应——新病见沉、细、微、弱，说明正气已衰。久病见浮、洪、实为逆，说明正气已衰，邪气不退。

2. 舍脉从症，舍症从脉（症真脉假，症假脉真）

（1）症真脉假——舍脉从症，即不考虑脉象的意义，只考虑症的意义。如：症见腹胀闷，疼痛拒按，大便干燥，舌红苔黄厚焦躁，脉沉细。此为真症，为里热证，取其症；脉沉细为脉假（脉沉细主虚寒），这时要舍脉。

（2）症假脉真——舍症从脉，即不考虑症状的意义，而考虑脉象的意义。如：症见四肢冷，大便闭，腹痛腹胀，脉滑数。此为症假（似为寒盛证候），舍症；脉滑数为脉真，是里热壅盛的表现，这时要取脉。

把脉到底把的是什么

中医整体观指出，人体是一个有机的整体，《灵枢·脉度》载："阴脉荣其脏，阳脉荣其腑……其流溢之气，内溉脏腑，外濡腠理。"表明机体各部分的功能有赖经络气血的运行流注和温煦濡养而实现；同时人体又与自然界相应，人的经脉气血随日月运转而产生相应的变化，正如《素问·脉要精微论》所说："四变之动，脉与之上下。"上述各种生命现象，都通过脉象的动态变化及时地反映出来。但是，脉象的生理性变异有一定的限度和规律（不失胃气为平），当机体遭受外邪侵扰时，这种生理性平衡就遭到破坏，造成气血、脏腑功能逆乱，反映在脉象上就出现各种病脉。《景岳全书·脉神章》载："脉者气血之神，邪正之鉴也，有诸中必形诸外。故血气盛则脉必盛，血气衰则脉必衰，无病则脉必正，有病则脉必乖。"脉象的盛、衰、正、乖，都是气血邪正的外在表现，通过诊脉可以了解气血的虚实，阴阳的盛衰，脏腑功能的强弱，以及邪正力量的消长，为治疗指出方向。医生不识脉就无以辨证，不辨证就无以论治，只有精通脉理，方能成为良医。脉诊归纳为以下四个方面：

（一）辨别病证的部位

病证部位就是指机体发生疾病时，病邪在表还是在里，或是侵犯了机体的何脏何腑等。五脏六腑之气血，无不通于心脉。因此，当脏腑生理功能发生病理改变时，便会影响气血的正常运行而在脉象上反映出来。如浮脉多主表证，沉脉多为里证。寸口部的寸、关、尺三部，在左分属心、肝胆、肾，在右分属肺、脾胃、肾，若某部脉象发生特异变化，则应考虑其相应脏腑发生病变的可能，如两手尺部脉见微弱，多为肾气虚衰；右关部见弱脉多为脾胃气虚；右寸部见洪脉多为心火上炎或上焦实热等。

3

"心主身之血脉"，"诸血者，皆属于心"，脉与心息息相关，脉搏是心功能的具体表现，故诊察脉象尤可帮助诊断心的病证。如促、结、代三脉多见于心血、心阴不足或心气亏虚、心阳不振的病人。又如，随着医疗技术的不断发展，在大量的临床实践中，证实真脏脉中的大部分是心律失常的脉象，而其中绝大部分又是由心脏器质性病变所造成。

（二）判断病证的性质

病证的性质就是指病证属寒、属热，或是痰饮瘀滞等。《素问·脉要精微论》指出："长则气治，短则气病，数则烦心，大则病进，上盛则气高，下盛则气胀，代则气衰，细则气少，涩则心痛"。说明各种脉象都能在一定程度上反映证候的病理特点。如寒与热均可改变气血在体内运行的速率，常反映出不同的脉象，故可从不同的脉象上判断病变的性质。数脉、洪脉、滑脉、长脉等，多见于热证，有力为实热，无力为虚热；迟脉、紧脉等，多见于寒证，有力为实寒，无力为虚寒。

（三）分辨邪正的盛衰

疾病过程中邪正双方的盛衰，必然影响脉象的变化，故诊察脉象可以分辨疾病过程中的邪正盛衰。如脉见虚、细、弱、微、短、革、代等无力脉象，多为气血不足、精亏、阳气衰微所致之虚证；若脉见实、洪、滑、弦、紧、长等有力脉象，则多为邪气亢盛，正气不衰，正邪交争剧烈所致之实证。

（四）推断病证的进退

通过诊脉能及时反馈病变的信息，可以判断病情的轻重，推测预后的凶吉，观察疗效的好坏。

观察脉象推断疾病的进退和预后，必须结合症状，脉症合参；并要注意对脉象的动态观察。如外感病脉象由浮转沉，表示病邪由表入里；由沉转浮为病邪由里出表。久病而脉象和缓，或脉力逐渐增强，是胃气渐复，病退向愈之兆；久病气虚或失血、泄泻而脉象虚大，则多属邪盛正衰，病情加重的征兆。热病脉象多滑数，若汗出热退而脉转缓和为病退；若大汗后热退身凉而脉反促急、烦躁者为病进，并有亡阳虚脱的可能。正如《景岳全书·脉神章》所说："若欲察病之进退吉凶者，但当以胃气为主，察之之法，如今日尚和缓，明日更弦急，知邪气之愈进，邪愈进则病愈甚矣。今日甚弦急，明日稍和缓，知胃气之渐至，胃气至则病渐轻矣。即如顷刻之间，初急后缓者，胃气之来也；初缓后急者，胃气之去也。此察邪正进退之法也。"所以缺乏和缓从容之势的脉象，是预后凶险的征兆。

此外，脉象和症状都是疾病的表现，二者通常反映一致的特性，若脉与症不一致时，则提示病情比较复杂，治疗比较困难，预后较差。如脱血者脉反洪，是元气外脱的征兆；病寒热而脉反细弱，是元气虚陷，正不胜邪的现象。这些情况多反映邪正的消长和病情进退，对推测疾病的预后吉凶有一定意义。

简单概况脉诊的要点如下：

1. 脉的深浅	把右手食指、中指、无名指的指腹放在左手的桡动脉部位，是轻轻一按就能按到还是要重按才能摸到？这便是第一个信息，脉的位置深浅
2. 脉的速度和强弱	摸到脉以后，第一感觉就是脉搏的快慢和强弱，我们可以用手表来计时，数一下 1 分钟内脉搏的跳动次数，正常人的标准为 60 ～ 90 次 / 分钟。强弱则按照脉搏应指的感觉可以判断
3. 脉的节律	脉是一种有规律的波动，自然会有节律，需要我们仔细去感觉是有规律的还是没有规律的
4. 血管壁的弹性和紧张度	众所周知，脉搏是血管壁震动形成的，血管壁会给我们一种质地感，于是我们就能感觉到脉搏是柔和还是绷紧
5. 脉管的粗细	既然是血管壁，自然会有粗细之分

❀ 脉象生成的原因 ❀

1. 心脏搏动的强度、速率和节律	这是引起脉搏强弱、快慢、节律性变化的主要因素。心脏是人体最大最重要的血液泵，而脉搏的产生也是由于血液流动引起的
2. 血管壁的弹性和紧张度	这是脉搏软硬变化的次要因素。血管弹性好、紧张度低、脉搏就柔和；而血管弹性差、紧张度高，脉搏就僵硬
3. 动脉中血液的充盈程度	这是影响脉搏粗细的主要因素。血液充盈，则脉搏形状就粗大；血液不足，则脉管不能更充分扩张，脉搏就细小
4. 血管对脉管的冲击力	这个冲击力是由于心脏搏动的力量、血液的充盈度以及血流的速度综合形成的。冲击力大，则脉搏就容易触及；冲击力小，则脉搏需要重按才能触及
5. 血液黏滞度大小	这是造成脉道通畅程度的主要因素，血液黏滞度大，则血液流动时阻力就大，血流速度缓慢而涩滞；血液黏滞度小，则血液流动时受到的阻力就小，血液流动就会快而流畅

　　心脏、血管、血液和人体各物质有着千丝万缕的关系。比如说心脏搏动的原动力来自体内的元阳；血液运行的动力来自体内气的推动；血管的弹性好坏取决于体内元阴的滋润作用；血管壁的紧张程度又受到情致和气候的影响；而血液的充盈程度除了可以反映血液的多少外，还可以反映人体津液的充足程度。所有的这些都意味着我们完全可以根据脉搏的特征推断体内各种基本物质的充足程度与工作状态，而这些又可以作为诊断疾病的依据。在这里，不得不佩服古人的聪明才智，利用小小的脉搏，竟然可以获取这么多有关人体的信息。通过脉诊，我们可以直接地掌握人体内物质的充盈程度和工作状态，

真实地了解人体内在是否平衡。由此看来脉诊不是在故弄玄虚，它深刻地体现了中医整体论治的伟大思想。

❀ 中医脉诊部位的探究 ❀

中医现在多采用的脉诊法，基本都是以桡动脉为主要部位。桡动脉位于手腕的桡侧，这个部分称"寸口"，因为我们所摸到的桡动脉的中心部分，离手掌的距离在 1 寸左右，故此得名。其实中医在脉诊上并不是一开始就采取"寸口"诊脉的，在《内经》的记载中就是通过诊察人体所有的体表动脉来实现对疾病的诊断。在《难经》提出单用"寸口"作为脉诊的部位以后，特别是晋朝王叔和在他著的《脉经》中极力推广用"寸口"诊脉以后，中医才逐渐将脉诊部位定在"寸口"。

中医选择桡动脉作为脉诊的主要部位，有两个原因。一是桡动脉部位表浅，伸手即得，易于医生诊察，特别是在封建社会中对女性病人的诊察，如果要诊察股动脉或者颈动脉，往往不方便。二是桡动脉在中医经络学说中是手太阴肺经的循行路线，肺又是百脉朝会的地方，五脏六腑的信息都会通过百脉传递给肺，从而在桡动脉上反映出来。中医为了能更详细的体察桡动脉所反映的信息，以桡骨茎突为标准，把摸到的桡动脉分为三个部分，桡骨茎突处为"关"，关前为"寸"，关后为"尺"。在诊断中常用食指、中指、无名指三个手指分别来诊察这三个部位。

❀ "寸口"分为三个部分来分别诊察 ❀

中医把人体分为上焦、中焦和下焦。上焦包括了人体头面五官、横膈膜以上的胸腔及其脏器（心肺），中焦包括了人体横膈膜以下到脐部以上的上腹部及其脏器（脾胃肝胆），下焦包括了人体肚脐以下的下腹部及其脏器（肾膀胱大小肠）。而寸关尺刚好和人体的三焦对应，寸步位置最高，能反映上焦的境况，尺部位置最低，能反映下焦的情况，而关部位置居中，能反映中焦的情况。通过寸、关、尺三部和上、中、下三焦的对应，桡动脉事实上就变成了整个人体的缩影，因而中医三个手指感觉到的已经不是小小的脉搏，而是整个人体的奥秘。

《内经》中指出：人一呼脉再动，一吸脉亦再动，呼吸定息，脉五动，闰以太息，命曰平人，平人者不病也。意思是说：正常人在呼吸的时候，每一呼脉搏就跳动2次，每一吸脉搏也跳动2次，这一呼一吸，称为"一息"，这"一息"之间，脉搏总共跳动4次，加上呼与吸之间的暂停，脉搏跳动1次。所以一个正常人在一个完整的呼吸过程中脉搏跳动5次，这就是健康的状态。

"平人"，何为平？　平者，衡也，不高不低、不胖不瘦、不浮不沉、不快不慢、不缓不紧、不软不硬、不卑不亢、不满不亏，这就是平，这就是人体健康的真理所在。古人一个"平"字，道出了健康的真谛。

左、右手的寸、关、尺各代表一定的脏腑归属，即左寸可候心与膻中，关可候肝（胆）与膈，尺可候肾与小腹；右寸可候肺与胸中，关可候脾与胃，尺可候肾与小腹。总的来说，两寸部诊察人体上部，两关部诊察人体中部，两尺部诊察人体的下部。此外，寸、关、尺各部还要结合浮、中、沉等不同诊法，进行分析比较，才能得出正确的脉象，并结合四诊等其他诊法，提供临床诊断参考。目前临床上一般常用六脉分候脏腑，与《濒湖脉学》及《脉经》选用的六脉分候脏腑大同小异，现列表如下供参考。

手别		左手			右手		
部别		尺	关	寸	寸	关	尺
候脏腑	濒湖脉学	肾、小肠	肝、胆	心、膻中	肺、胸中	脾、胃	肾、大肠
	脉经	肾、膀胱	肝、胆	心、小肠	肺、大肠	脾、胃	命门、膀胱（子户三焦）
	现在常用	肾、膀胱	肝、胆	心、膻中	肺、胸中	脾、胃	肾、命门、大肠

脉诊分步详解

脉诊歌诀概括为：首分浮沉；二辨虚实；三别长短；四算疾迟；五察脉形，样样皆知。

1. 分浮沉

（1）首先区别脉象是浮脉还是沉脉。因为切脉时手指是从浅表往深层逐渐探查的，首先轻触皮肤（即"举"），即可探出脉象是否为浮脉；无浮脉则又加压（即"寻"），在这个层次可触到许多脉象；然后第三种力量即"按"，此时检查是否为沉脉。所以实际上"首分浮沉"是按照指头用力的顺序来探测脉象的位置。

（2）在区别浮、沉过程中，可根据是否浮脉或沉脉来区别与浮、沉相关的脉象种类，它们是：

浮脉类——浮脉、濡脉、革脉、芤脉、散脉。

9

沉脉类——沉脉、牢脉、伏脉。

（3）区别了浮脉类和沉脉类，在辨证诊断上可指明表证或里证。

2. 辨虚实

（1）在完成浮与沉两类区别后，既知道了病证是表证或是里证，还要知道正气和邪气的关系（虚证或实证），而实证和虚证在脉象上的区别就是虚脉和实脉。所以探测脉象的第二步是区别脉象的虚与实。

（2）在区别脉象的虚或实（即有力与无力）时，又可区别与虚、实脉象相关的其他脉象。

虚脉类——虚脉、微脉、弱脉。

实脉类——实脉。

3. 别长短

（1）长脉与短脉是两类在脉形上有十分明显特征的脉象，手指触及脉管即可区别是长或是短。

（2）在做寸、关、尺三部探测时，首先区别出脉象是长脉还是短脉，然后才能进一步探测寸、关、尺的脉象。

（3）在区别长、短脉时，可以同时察知其他相关的脉象，如：

长脉类——长脉、弦脉、细脉。

短脉类——短脉。

4. 算疾迟

（1）在确定好脉的脉位（脉位者左右辨长短弦细，上下看浮沉）和脉势（脉势者虚实也）后，接着就是脉搏的频率和节律问题。

（2）与脉搏频率与节律相关的脉象有8种：

脉率——数脉、疾脉、迟脉、缓脉。

脉律——促脉、结脉、代脉、散脉。

5. 察脉形

（1）在完成以上四步探测后，即可区别23种脉象，余下的便是以脉形为主要特征的4种脉象，它们是：洪脉、滑脉、涩脉、紧脉。

（2）除洪脉独特外，滑脉与涩脉相对而言，紧脉与涩脉相对区别。而洪脉出现的时机多在夏季或是发热性疾病（阳明热盛或温病的气分阶段），或是危重病的最后阶段，可以从其他信息获得提示。

6. 样样皆知

（1）这是最后审查的时机。做到这一步时，对脉象的脉位（左右上下）、脉势（虚实）、脉率（疾迟）、脉律（结代）、脉形（洪紧滑涩）等已经心中明了，不再是"指下难明，心中难了"。

（2）将所有的信息予以综合、分析得出结论。得出结论的方法是：

①将所有的脉象信息如过筛一样在脑中用28种脉象的定义过一遍，能用独立脉象名定义则用独立脉象名定义，否则用相兼脉象法定义脉象。

②根据诊查所得脉象与望、闻、问诊所得信息的相符程度，决定脉象的真假，从而决定脉象在治疗决策上的取舍。

③细分寸、关、尺的问题：病情复杂、病因不明、病位不明时分寸、关、尺仔细检查，否则可以不分。

举例：

第一步浮沉，测得：脉位——浮；

第二步虚实，测得：脉势——虚、软；

第三步长短，测得：脉位——寸关尺三部皆有；

第四步算疾迟，测得：脉律、脉率——正常；

第五步脉形，测得：脉形——如丝线；

第六步综合所有信息：病症为四肢无力、面色淡黄、头重嗜睡、口淡无味、大便稀溏、小便少、舌淡红、苔薄白腻；

结论：用相兼法判脉：

浮细——不对！　用独立命名法判脉：濡——对。

要有这个技术的前提是：①心里真正明白每种脉象的概念。②多多临床实践。

正常脉象——胃、神、根

在中医理论中，正常脉象可以用"胃、神、根"三个字来概括。正常脉象的形象特征是：寸关尺三部皆有脉，不浮不沉，不快不慢，一息4～5至，成人相当于72～80次／分钟，不大不小，从容和缓，节律一致，尺部沉取有一定的力量，并随生理活动、气候、季节和环境等的不同而有相应变化。

1. 有胃

"有胃"是指指下具有从容、徐和、软滑的感觉。平人脉象不浮不沉，不疾不徐，来去从容，节律一致。即使是病脉，不论浮沉迟数，但有冲和之象，也是"有胃气"。

2. 有神

"有神"是指脉率整齐、柔和有力。即使微弱之脉，但未至于散乱而完全无力；弦实之脉，仍感柔和之象，皆属"有神气"。反之，脉来散乱，时大时小，时急时徐，时断时续，或弦实过硬，或微弱欲无，皆是"无神"。

3. 有根

"有根"主要表现为尺脉有力、沉取不绝两个方面。若病重，但尺脉沉取尚可摸得，则为肾气不绝，尚有生机；相反，若尺脉沉取不应，说明肾气已败，病情危笃。

🔅 脉象的生理变异 🔅

脉象的生理变异受个体因素及外部因素的影响。

1. 个体因素的影响

性别、年龄、体质、脉位（斜飞脉、反关脉）对脉象都能产生影响。

2. 外部因素对脉象的影响

情志、劳逸、饮食、季节、昼夜、地理环境等对脉象都能产生影响。

第二章　体会先贤
——《濒湖脉学——四言诀》择要与注解

脉学在中医学中是极受重视的。自晋代王叔和著《脉经》后，五代高阳生著成《脉诀》，以其通俗易懂、便于记诵而广为传播，但其中谬误也不少。李时珍继承了正统的脉学，博采历代各家之长，对经义大加发挥，他指出，切脉独取寸口，是以此候五脏之气，而不是切按五脏六腑经脉之体，阐发透辟。他在《脉经》24脉的基础上，又增述了3种脉，使中医脉象增至27种，即浮、沉、迟、数、滑、涩、虚、实、长、短、洪、微、紧、缓、芤、弦、革、牢、濡、弱、散、细、伏、动、促、结、代。他用朗朗上口、易于记诵的七言诗句写成"体状诗"，对每一种脉象做了形象的描述，如说浮脉"浮脉唯从肉上行，如循榆荚似毛轻，三秋得命知无恙，久病逢之却可惊"，短短四句把浮脉的脉位、脉象、临床意义表述得很清晰。他还用"相类诗"、"主病诗"，把同一类的各种脉加以归纳，对其在诊断病证方面的意图加以阐发。《濒湖脉学》的篇幅虽然不多，但在中医脉学发展史上却有重要地位，已经成为学习脉学的必读著作。

下面是《濒湖脉学》中四言诀的部分择要与注解：

🔵 经脉与脉气 🔵

原　文	注　解
脉乃血脉,气血之先。血之隧道,气息应焉。其象法也,血之府也。心之合也,皮之部也	全身的气血运行,必须通过经脉的先导作用才能完成。凡经脉所在的地方,就是气血所到的地方。而且是与气息相关。一呼一吸,叫作一息
资始于肾,资生于胃。阳中之阴,本乎营卫。营者阴血,卫者阳气。营行脉中,卫行脉外	脉气靠先天之肾气,后天之胃气、营气、卫气互相结合才能维持正常活动
脉不自行,随气而动。气动脉应,阴阳之义。气如风箱,血如波澜。血脉气息,上下循环	经脉本身不能单独运动,一定要随着胃气和宗气的运动才能运动。脉属阴,气属阳,阴脉阳气配合起来,便发生无休止的运动。往复循环

🔵 部位与诊法 🔵

原　文	注　解
初持脉时,令仰其掌。掌后高骨,是谓关上。关前为阳,关后为阴。阳寸阴尺,先后推寻。寸口无脉,求之臂外。是谓反关,本不足怪	看掌后高骨处为关部,关前为寸部,属阳,关后为尺部,属阴
心肝居左,肺脾居右。肾与命门,居两尺部。左为人迎,右为气口。神门决断,两在关后。人无二脉,病死不救。左大顺男,右大顺女。男女脉同,惟尺则异。阳弱阴盛,反此病至	脏腑气机的变化,都可以在寸口反映出来。并各有它一定的部位。如:左手寸部属心,关部属肝胆,尺部属肾,小肠,膀胱。右手寸部属肺,关部属脾胃,尺部属命门,大肠。男子阳气偏盛,以左手脉搏稍大为顺。女子阴血偏盛,以右手脉搏稍大为顺。再与寸部,尺部相互比较,寸为阳,尺为阴,男子阳气盛,以寸脉盛,尺脉弱为宜。女子阴血偏盛,以尺脉盛,寸脉弱为宜。如果两者相反,便说明是有了病变

续表

原　文	注　解
脉有七诊，曰浮、中、沉。上、下、左、右，消息求寻。以有九候，举按轻重。三部浮沉，各候五动	七诊：浮取能观察有无外感表证，中取能观察脾胃功能的变化，沉取能观察有无内伤里证。上指寸部，下指尺部，左指左手，右指右手。诊脉时要上下比较，又要左右对照。九候：即左右寸关尺部各浮中沉取
寸候胸上，关候膈下。尺候于脐，下至跟踝。左脉候左，右脉候右。病随所在，不病者否	凡属胸膈以上至于头的疾病，可以在寸部观察。胸膈以下至脐上的在关部观察。脐上至足在尺部观察。左半身在左手观察，右半身在右手观察

五脏平脉

原　文	注　解
浮为心肺，沉为肾肝。脾胃中州，浮沉之间。心脉之浮，浮大而散。肺脉之浮，浮涩而短。肝脉之沉，沉而长弦。肾脉之沉，沉实而软。脾胃脉来，总宜和缓。命门元阳，两尺同断	心脉的浮，浮中显得大而散，就是指尖稍微着力，脉体粗大，再着力，脉体阔大软散。肺脉的浮，浮中显得涩而短，就是指头稍微着力，脉的搏动带有滞涩的感觉，再着力，显得有一种短促的感觉。肝脉在沉中出现，不仅脉形显得较长，还具有张力较大的弦象。肾脉也在沉中出现，但有壮实兼软滑的感觉。脾胃的脉象，总不快不慢，和缓为上
春弦夏洪，秋毛冬石，四季和缓，是谓平脉，太过实强，病生于外，不及虚微，病生于内，四时百病，胃气为本，脉贵有神，不可不审	四季会影响脉搏的强弱，但脉来和缓，搏动均匀就是正常的。脉强或脉弱都不正常

诸脉形态

浮脉类

原　　文	注　　解
浮脉法天，轻手可得 泛泛在上，如水漂木	浮脉似木浮水面，只要手轻微触到皮肤就可以感到脉动
有力洪大，来盛去悠	浮脉里有七种不同的脉象，浮而有力，脉体粗大，一来一去地搏动，极其充盛而又持久的，是洪脉
无力虚大，迟而且柔	浮而无力，脉体虽大，却是极柔软，搏动又较迟缓的，是虚脉
虚甚则散，涣漫不收	比虚脉还显得涣漫不清楚，稍加重按就摸不着了的，是散脉
有边无中，其名曰芤	若浮而中空，外边有，中间无，这是芤脉
芤而急弦，革脉使然	比芤脉更加弦急的，是革脉
浮小而软，绵浮水面	浮而细软无力，好像绵絮浮在水面一样，是软脉
软甚则微，不任寻按	比软脉还要软而细小的，稍用力按，脉搏就似无法按寻的，是微脉

沉脉类

原　　文	注　　解
沉脉法地，近于筋骨	沉脉必须手指用力重按，直按到筋骨上才可能摸着它
深深在下，沉极为伏	伏脉必须用手指使劲推筋肉，才能感觉到脉搏在深处隐隐约约的跳动
有力为牢，实大弦长	牢脉是沉而有力，来势充实，形体阔大，还兼有长而且弦的形状
牢甚则实，逼逼而强	实脉是比牢脉还坚实，搏动极其强而有力
无力为弱，柔小如绵	弱脉是沉而无力，软弱如绵又极细小的
弱甚则细，如蛛丝然	细脉是比弱脉还要小的就像蜘蛛丝那么一点的

迟脉类

原　文	注　解
迟脉属阴，一息三至	迟脉是阳虚阴盛的脉象，一呼一吸才三次
小快于迟，缓才及四	要与缓脉区别，缓脉的搏动要比迟脉稍快，一呼一吸刚好四次，而且搏动均匀和缓
二损一败，病不可治	如果一息两次的是损脉。一息搏动一次的是败脉
两息夺精，脉已无气	更有两息内仅搏动一次的，是夺精脉
迟细为涩，往来极难	凡是出现以上三种脉象的病已极其严重
似止非止，短散两兼	至于脉来迟细，搏动又艰涩困难，甚至有些像短散脉和歇止脉，但它并不歇止只是在短暂的时刻内稍微迟滞一下就过去了的，是涩脉
结则来缓，止而复来	脉来迟缓，时或有一次歇止，歇止的间隔是不规则的，歇止后又马上再搏动的，是结脉
代则来缓，止不能回	脉来迟缓但它是很均匀地歇止，并经过较长的歇止时刻，才开始再搏动的，是代脉

数脉类

原　文	注　解
数脉属阳，六至一息	数脉是阴虚阳盛，一息六次
七疾八极，九至为脱	七次是疾脉。八次是极脉。九次是脱脉
往来流利，是谓之滑	至于脉搏往来流利的是滑脉
有力为紧，弹如转索	脉来左右弹动，如绳索转绞似的是紧脉
数见寸口，有止为促	数而时歇止，特别多见于寸部的，是促脉
数见关中，动脉可候 厥厥动摇，状如小豆	数而坚紧，搏动有力，指下有豆粒般大一点陇然高起而摇动不休的感觉，又常见于关部的是动脉

长脉类

原　文	注　解
长则气治，过于本位	长脉是超越寸或尺部的本位而有余，只要是长中带有柔和之象并不弦急的，便是正气充沛的反映

续表

原　　文	注　　解
长而端直，弦脉应指	如果脉长而具有挺直的形象，弛张力亦较大的，是弦脉
短则气病，不能满部不见于关，惟尺寸候	脉不长而短，无论在寸或尺部都表现为不满足而短缩，这便是气血虚损的短脉

诸脉主病

浮脉类

原　　文	注　　解
一脉一形，各有主病	一脉一形，各有各的主病
数脉相兼，则见诸症	几个脉相兼，可见于各种症侯
浮脉主表，里必不足	浮脉主要表现于外感表证，也可见于里虚不足的证候
有力风热，无力血弱	但外感表证，多见浮而有力，里虚血弱，多见浮而无力
浮迟风虚，浮数风热	脉浮而迟的，多见于气虚伤风。脉浮而数的，多见于外伤风热
浮紧风寒，浮缓风湿	风寒表邪滞于经脉，多见浮而紧。风湿邪气留于肌肉，多见浮而缓
浮虚伤暑，浮芤失血	暑伤元气，脉来浮虚。大失血后，脉来浮芤
浮洪虚火，浮微劳极	阴虚火旺，常见浮洪。虚损劳极，常见浮微
浮软阴虚，浮散虚剧	阴精虚损的，脉见浮软。气血极虚的，脉见浮散
浮绕痰饮，浮滑痰热	若痰饮内盛，脉见浮而弦。痰热壅滞，脉见浮而滑

沉脉类

原　　文	注　　解
沉脉主里，主寒主积	沉脉出现有三种，一、内伤里证。二、阴寒邪气。三、各种积聚。固定在某一部位叫积，发作有时，辗转移痛的叫聚

原　文	注　解
有力痰食，无力气郁	沉而有力，多为痰饮和伤食的病变。沉而无力，多由气机郁滞所致
沉迟虚寒，沉数热伏	脉来沉迟，多是虚寒为病。脉来沉数，多为热邪内伏
沉紧冷痛，沉缓水蓄	沉而兼紧，以寒凝冷痛为多。沉而兼缓，以水气蓄积的为多
沉牢痼冷，沉实热极	沉而兼牢的，多为冷病。沉而兼实的，是里热盛极。
沉弱阴虚，沉细痹湿	沉而弱的，是阴精虚损。沉而细的，是湿邪痹。
沉弦饮痛，沉滑宿令	沉而弦的，是痰饮为病的痛证。沉而滑的，是宿食为病的积证。
沉伏吐利，阴毒聚积	沉而伏的，是阴毒和聚积不消发为剧烈吐泻的时候

长脉类

原文	注解
迟脉主脏，阳气伏潜	五脏的虚寒病变，多为迟脉，尤其是阳气潜伏在里，不能通达于外的时候，脉的搏动显著变迟
有力为痛，无力虚寒	如寒凝腹痛，脉来迟而有力。如由于阳气不足而引起的虚寒症，脉来迟而无力
数脉主腑，主吐主狂	六腑的邪热病变，反映在脉搏方面，多为数脉。如胃热上逆的呕吐、热伤神志的发狂等多见数脉
有力为热，无力为疮	如实热炽盛，脉数有力。疮疡溃脓时脉来无力

🌀 妇儿脉法 🌀

妊娠脉象

原　文	注　解
妇人之脉，以血为本	妇女的脉象，主要靠血的功能
血旺易胎，气旺难孕	如果血旺，则容易怀孕，如果气旺则不容易怀孕
少阴动甚，谓之有子	少阴脉动甚，是妊子的表现

续表

原　文	注　解
尺脉滑利，妊娠可喜	尺脉滑而流利，是怀孕的表现
滑疾而散，胎必三月	滑脉疾而散，是怀孕3个月的表现
但疾不散，五月可必	滑脉疾而不散，是怀孕5个月的表现
左疾为男，右疾为女	左侧尺脉疾一般怀的是男孩，右侧尺脉疾一般怀的是女孩
女腹如箕，男腹如釜	如果是怀的是女孩，妈妈的腹部象箕。如果是怀的是男孩，妈妈的腹部象釜

小儿脉

原　文	注　解
小儿之脉，七至为平	诊小儿脉搏只需有一个指头，一息七至为正常。八、九为热，四、五为寒。小儿只需分辨出强、弱、缓、急就可以了。强为实，弱为虚，缓为正，急为邪
更察色症，与虎口文	还要观察小儿的面色，青白色为阴邪，黄赤色为阳热。青色主风，主肝邪，主脾胃虚寒，主心腹疼痛，主暴惊，主惊风。白色主气虚，气脱，主脾肺不足，主寒泻。赤色主火，主痰热，主急惊，主闭结，主伤寒热症。黑色主水湿，主阴寒，主厥逆，主痛极。黄色主积聚，主蓄血，主脾病胀满。两颧鲜红，时显时隐，是虚阳外越，为阴虚，不同于实热症。小儿还要诊虎口纹：食指第一节为风关，第二节为气关，第三节为命关

奇经八脉诊法

原　文	注　解
奇经八脉，其诊有别	手太阴肺经，手阳明大肠经，足阳明胃经，足太阴脾经，手少阴心经，手太阳小肠经，足太阳膀胱经，足少阴肾经，手厥阴心包经，手少阳三焦经，足少阳胆经，足厥阴肝经，这是十二正经。奇经有任脉，督脉，冲脉，带脉，阳跷脉，阴跷脉，阳维脉，阴维脉

续表

原　　文	注　　解
直上直下，浮则为督	督脉病变时寸关尺都浮，直上直下颇有弦长的形象。
牢则为冲，紧则任脉	冲脉病变时三部都牢，颇有弦实的形状。 任脉为病时寸脉见紧
寸左右弹，阳跷可决	阳跷脉为病时寸部见紧，左右动弹
尺左右弹，阴跷可别	阴跷脉为病时尺部见紧，左右动弹
关左右弹，带脉当诀	带脉为病时关部见紧，左右动弹
尺外斜上，至上阴维	阴维脉为病时尺部多见斜向大指外而上至寸部，脉沉大而实
尺内斜上，至寸阳维	阳维脉为病时尺部脉多见斜向小指内而上至寸部，脉浮大而实
督脉为病，脊强癫痫	督脉背脊循行，主一身的阳气，督脉病变时多为阳虚
任脉为病，七疝瘕坚	任脉沿腹部正中由下而上行，主一身血，任脉病变时多为血分的虚寒
冲脉为病，逆气里急	冲脉挟脐左右上行，为身中血海之一，发病时气往上逆，腹内里急
带主带下，脐痛精失	带脉从季胁部环身一周，它的病变主要为妇科病，带下病，脐腹疼痛，遗精
阳维寒热，目眩僵仆	阳维脉足外侧上行，维系一身卫气，为病时卫虚不固外，便见恶寒发热的表证
阴维心痛，胸胁刺筑	阴维脉循足内侧上行，维系一身的阴血，为病时营血虚不能养心脏便心痛，胸胁刺痛，心悸不安
阳跷为病，阳缓阴急	阳跷脉循足外侧上行，为病时内踝以上经脉拘急，外踝以上经脉弛缓
阴跷为病，阴缓阳急	阴跷脉循足内侧上行，为病时外踝以上经脉拘急，内踝以上经脉弛缓

第三章 药王切脉
——27 种脉象与主病

　　李时珍在《濒湖脉学》中归纳出 27 种脉象，不仅扼要地叙述了各种不同的脉象、相类脉的鉴别、脉象所主病证等，而且采用了歌诀体裁，文字通俗，易学易懂，便于诵记，历来为广大医家所推崇，成为我国传统的中医脉学工具书之一。

浮 脉

【特点】	轻取即得，重按稍减而不空，举之有余，按之不足
【图示】	

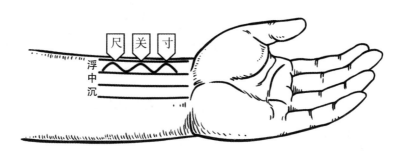

续表

【体状诗】	浮脉惟从肉上行，如循榆夹似毛轻， 三秋得令知无恙，久病逢之却可惊
【主病诗】	浮脉为阳表病居，迟风数热紧寒拘， 浮而有力多风热，无力而浮是血虚。 寸浮头痛眩生风，或有风痰聚在胸， 关上土衰兼木旺，尺中溲便不流通
【主病】	表证。浮而有力为表实，浮而无力为表虚
【尺部候病】	膀胱风热，小便不利。关节肿痛，便血便秘
【关部候病】	腹满胁胀，恶心厌食。胃胀胃痛，中满不食
【寸部候病】	头痛目眩，伤风发热。感冒咳嗽，气急鼻塞
【西医对应疾病】	流行性感冒、上呼吸道感染、急性支气管炎、急性肾炎 水肿、急性胆道感染、急性肠胃炎
【注意事项】	先天桡动脉部位表浅者属正常生理现象

沉 脉

【特点】	轻取不应，重按始得，举之不足，按之有余
【图示】	

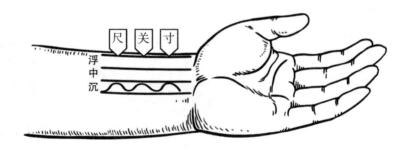

【体状诗】	水行润下脉来沉，筋骨之间耍滑匀， 女子寸兮男子尺，四时如此号为平
【主病诗】	沉潜水畜阴经病，数热迟寒滑有痰， 无力而沉虚与气，沉而有力积并寒。 寸沉痰郁水停胸，关主中寒痛不通， 尺部浊遗并泄痢，肾虚腰及下元痀

续表

【主病】	里证。有力为里实，无力为里虚
【尺部候病】	少腹胀满，肾虚腰痛。浊遗泄痢，腰痹疝痛
【关部候病】	心烦喜怒，肝郁胁痛。嗳酸积滞，脘满胃痛
【寸部候病】	心悸胸痛，头眩痰郁。肺寒胁痛，气短咳喘
【西医对应疾病】	肺结核、心肌炎、冠心病，高血压、低血压、慢性肝炎、慢性胰腺炎、慢性肾炎

🌀 迟 脉 🌀

【特点】	脉来迟慢，一息不足四至（相当于每分钟脉搏在 60 次以下）。脉管搏动的频率小于正常脉率
【图示】	

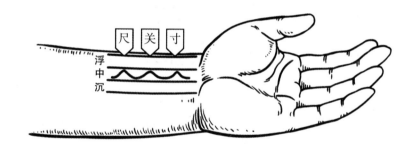

【体状诗】	迟来一息至惟三，阳不胜阴气血寒， 但把浮沉分表里，消阴须益火之原
【主病诗】	迟司脏病或多痰，沉痼癥瘕仔细看， 有力而迟为冷痛，迟而无力定虚寒。 寸迟必是上焦寒，关主中寒痛不堪， 尺是肾虚腰脚重，溲便不禁疝牵丸
【主病】	多见于寒证，迟而有力为实寒；迟而无力为虚寒。亦见于邪热结聚之实热证
【尺部候病】	肾虚腰痛，女子不月。少腹冷痛，脏寒泄泻
【关部候病】	脘满胁胀，挛筋癥结。脾寒胃冷，胃肠积滞

续表

【寸部候病】	心寒气虚，精神不振。肺寒胸闷，气短痰滞
【西医对应疾病】	心肌梗死、心肌炎，梗阻性黄疸，尿路结石绞痛，甲状腺功能减退症，尿毒症，神经症
【注意事项】	体力劳动者、运动员、妇女产后属于正常现象

数　脉

【特点】	脉来急促，一息五至以上而不满七至
【图示】	

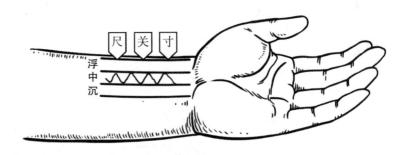

【体状诗】	数脉息间常六至，阴微阳盛必狂烦， 浮沉表里分虚实，惟有儿童作吉看
【主病诗】	数脉为阳热可知，只将君相火来医， 实宜凉泻虚温补，肺病秋深却畏之。 寸数咽喉口舌疮，吐红咳嗽肺生疡， 当关胃火并肝火，尺属滋阴降火汤
【主病】	热证，亦见于里虚证。有力为实热，无力为虚热
【尺部候病】	腹胀便燥，尿赤淋痛。大便秘结，遗精腰痛
【关部候病】	肝热目赤，烦渴胁痛。胃热吐酸，呕恶腹痛
【寸部候病】	头痛面赤，口疮烦渴。咳嗽吐血，喉腥喘逆
【西医对应疾病】	感染、急性心肌梗死、心肌炎、甲状腺功能亢进症、休克、贫血
【注意事项】	情绪激动时为正常

滑　脉

| 【特点】 | 往来流利，应指圆滑，如盘滚珠 |

【图示】

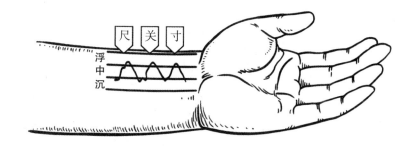

【体状诗】	滑脉如珠替替然，往来流利却还前， 莫将滑数为同类，数脉惟看至数间
【主病诗】	滑脉为阳元气衰，痰生百病食生炎， 上为吐逆下畜血，女脉调时定有胎。 寸滑膈痰生呕吐，吞酸舌强或咳嗽， 当关宿食肝脾热，渴痢癫淋看尺部
【主病】	痰饮、食滞、实热
【尺部候病】	腰痛尿急，遗精白浊。淋痛尿血，女子经闭
【关部候病】	目眩头痛，脘闷胁痛。宿食不化，呕吐腹痛
【寸部候病】	心热头眩，心悸失眠。胸痛咳嗽，痰饮吐逆
【西医对应疾病】	风湿性疾病，恶性肿瘤，急性胃肠炎，急慢性肾炎，妊娠高血压，各种贫血
【注意事项】	妇女妊娠期属正常生理现象

❀ 涩　脉 ❀

【特点】	往来艰涩不畅，犹如轻刀刮竹
【图示】	

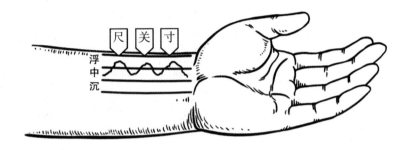

【体状诗】	细迟短涩往来难，散止依稀应指间， 如雨沾沙容易散，病蚕食叶慢而艰
【主病诗】	涩缘血少或伤精，反胃亡阳汗雨淋， 寒湿入营为血痹，女人非孕即无经。 寸涩心虚痛对胸，胃虚肋胀察关中， 尺为精血俱伤候，肠结溲淋或下红。 （涩主血少精伤之病。女子有孕为胎病。无孕为败血）
【主病】	气滞、血瘀、精伤、血少
【尺部候病】	精伤胎病，月事虚败。肠结溲淋，腹寒胫冷
【关部候病】	血气逆冷，血虚胁胀。脘痛噎膈，不食而呕
【寸部候病】	肺气不足，冷气心痛。惊悸伤营，气短自汗
【西医对应疾病】	高脂血症，高黏滞综合征，动脉硬化，房室传导阻滞， 束支传导阻滞，心脏疾患

虚 脉

【特点】	三部脉举之无力，按之空豁，应指松软。亦是无力脉象的总称
【图示】	

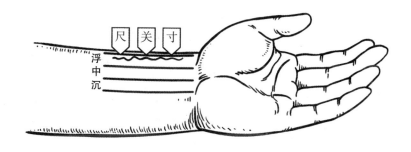

【体状相类诗】	举之迟大按之松，脉状无涯类谷空， 莫把芤虚为一例，芤来浮大似慈葱
【主病诗】	脉虚身热为伤暑，自汗怔忡惊悸多， 发热阴虚须早治，养营益气莫蹉跎。 血不荣心寸口虚，关中腹胀食难舒。 骨蒸痿痹伤精血，却在神门两部居
【主病】	虚证，多为气血两虚
【尺部候病】	腰腿酸痛，遗精早泄。少腹胀痛，月事不调
【关部候病】	肝伤胁痛，血不荣筋。脾虚食滞，脘满腹胀
【寸部候病】	心虚惊悸，血不荣心。肺虚气短，自汗咳喘
【西医对应疾病】	外感病恢复期、肺气肿、贫血、胃肠功能失调

🌀 实　脉 🌀

【特点】	三部脉举按皆有力，为有力脉总称

【图示】

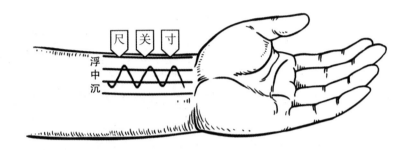

【体状诗】	浮沉皆得大而长，应指无虚幅幅强， 热蕴三焦成壮火，通肠发汗始安康
【主病诗】	实脉为阳火郁成。发狂谵语吐频频。 或为阳毒或伤食。大便不通或气疼。 寸实应知面热风。咽疼舌强气颠胸。 当关脾热中宫满。尺实腰肠痛不通
【主病】	实证
【尺部候病】	腹痛便秘，尿涩淋痛。少腹胀满，经闭带多
【关部候病】	肝火胁痛，心烦头眩。脘腹胀痛，脾热气滞
【寸部候病】	心热头眩，咳逆咽痛。胸热呕逆，气壅痰厥
【西医对应疾病】	感染性疾病，消化不良

长 脉

【特点】	不大不小，迢迢自若。首尾端直，超过本位
【图示】	

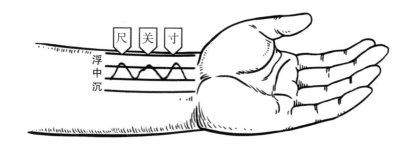

【体状诗】	过于本位脉名长，弦则非然但满张， 弦脉与长争较远，良工尺度自能量
【主病诗】	长脉迢迢大小匀，反常为病似牵绳， 若非阳毒癫痫病，即是阳明热势深
【主病】	肝阳有余，阳盛内热等有余之证
【尺部候病】	少腹胀满，经水愆期。虚火上炎，疝气腰痛
【关部候病】	肝阳上亢，肝胆胁痛。胃脘胀满，脾郁气闷
【寸部候病】	心火燔灼，胸膈虚胀，逆满之疴，咳嗽胸满
【西医对应疾病】	外感发热
【注意事项】	无兼脉时多为正常人脉象

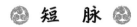 短　脉

| 【特点】 | 首尾俱短，常只现于寸或关部，尺脉多不显 |

【图示】

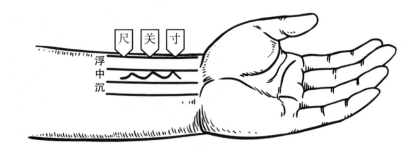

【体状诗】	两头缩缩名为短，涩短迟迟细且难， 短涩而浮秋喜见，三春为贼有邪干
【主病诗】	短脉惟于尺寸寻，短而滑数酒伤神， 浮为血涩沉为痞，寸主头疼尺腹疼
【主病】	多见于气虚或气郁。有力为气郁，无力为气损
【尺部候病】	少腹胀痛，便秘尿涩。遗精盗汗，月事不调
【关部候病】	肝气不舒，胁胀心烦。膈气为殃，胃满腹胀
【寸部候病】	心悸气短，胸闷失眠。肺虚头痛，气短头眩
【西医对应疾病】	肺部疾病、消化不良、神经衰弱、抑郁症

☯ 洪 脉 ☯

【特点】	脉体宽大，充实有力，来盛去衰，状若波涛汹涌
【图示】	

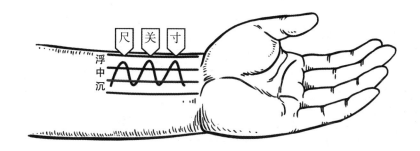

【体状诗】	脉来洪盛去还衰，满指滔滔应夏时， 若在春秋冬月分，升阳散火莫狐疑
【主病诗】	脉洪阳盛血应虚，相火炎炎热病居， 胀满胃翻须早治，阴虚泄痢可踌躇。 寸洪心火上焦炎，肺脉洪时金不堪， 肝火胃虚关内察，肾虚阴火尺中看
【主病】	多见于阳明气分热盛
【尺部候病】	肾虚阴火，水枯便难。少腹胀满，肾火燔灼
【关部候病】	肝火炽盛，四肢燥热。胃热腹胀，口干呕吐
【寸部候病】	心火过旺，上焦有热。肺热毛焦，咳嗽咽痛
【西医对应疾病】	急性传染病、风湿性心脏病、先天性心脏病、甲状腺功能亢进症、严重化脓性细菌感染
【注意事项】	正常人饮酒后或处于高温环境中属于正常现象

微 脉

【特点】	极细而软。按之如欲绝。若有若无

【图示】

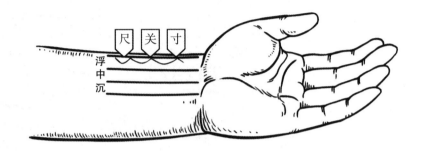

【体状诗】	微脉轻微瀫瀫乎，按之欲绝有如无， 微为阳弱细阴弱，细比于微略较粗
【主病诗】	气血微兮脉亦微，恶寒发热汗淋漓， 男为劳极诸虚候，女作崩中带下医
【主病】	阳衰气少，阴阳气血诸虚
【尺部候病】	男子伤精，女子崩漏。少腹胀满，脐下冷痛
【关部候病】	肝虚胁胀，手足拘急。胃虚冷逆，脾虚腹胀
【寸部候病】	心气不足，肺虚气弱。胸寒痞痛，冷痰凝结
【西医对应疾病】	恶性肿瘤晚期，各种休克，心力衰竭，心肌梗死，严重创伤等

🌑 紧　脉 🌑

【特点】	绷急弹指，状如牵绳转索。紧脉的脉象特点是脉势紧张有力，坚搏抗指，脉管的紧张度、力度均比弦脉高，其指感比弦脉更加绷急有力，且有旋转绞动或左右弹指的感觉，但脉体较弦脉柔软

【图示】

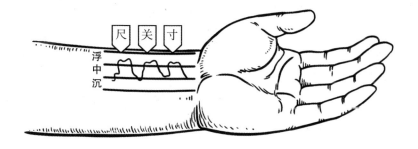

【体状诗】	举如转索切如绳，脉象因之得紧名， 总是寒邪来作寇，内为腹痛外身疼
【主病诗】	紧为诸痛主于寒，喘咳风痫吐冷痰， 浮紧表寒须发越，紧沉温散自然安。 寸紧人迎气口分，当关心腹痛沉沉， 尺中有紧为阴冷，定是奔豚与疝疼
【主病】	实寒证，疼痛和食积
【尺部候病】	小便不利，腰脐做痛。小腹急痛，阴冷疝痛
【关部候病】	外伤寒邪，心腹沉痛。内伤冷食，腹痛吐逆
【寸部候病】	中风头痛，伤寒发热。鼻塞膈壅，伤食喘咳
【西医对应疾病】	腹痛、胆道蛔虫症、食物中毒、急性疼痛

❀ 缓 脉 ❀

【特点】	一息四至，来去缓慢

【图示】

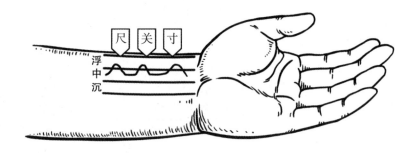

【体状诗】	缓脉阿阿四至通，柳梢袅袅贴轻风， 欲从脉里求神气，只在从容和缓中
【主病诗】	缓脉营衰卫有余，或风或湿或脾虚， 上为项强下痿痹，分别浮沉大小区。 寸缓风邪项背拘，关为风眩胃家虚， 神门濡泄或风秘，或是蹒跚足力迁
【主病】	湿病，脾胃虚弱
【尺部候病】	腰痛足痿，便难遗精。脚弱下肿，少腹冷痛
【关部候病】	气虚眩晕，腹胁气结。胃气不调，脾气不足
【寸部候病】	风寒湿邪，心气不足。言语气短，肺虚咳逆
【西医对应疾病】	病后恢复期，慢性疾病
【注意事项】	无兼脉时多为正常人脉象

❀ 芤　脉 ❀

【特点】	浮大中空，如按葱管。芤脉的脉象特点是应指浮大而软，按之上下或两边实而中间空

【图示】

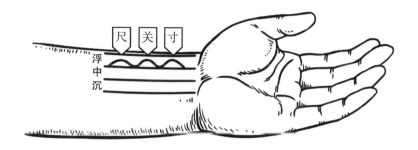

【体状诗】	芤形浮大软如葱，边实须知内已空， 火犯阳经血上溢，热侵阴络下流红
【主病诗】	寸芤积血在于胸，关里逢芤肠胃痛， 尺部见之多下血，赤淋红痢漏崩中
【主病】	失血、伤阴
【尺部候病】	小便尿血，女子崩漏。痔疮出血，女子不孕
【关部候病】	肝血不藏，腹中淤血。脾血不摄，肠痈便血
【寸部候病】	心主丧血，为吐为衄。胸中积血，咳嗽吐血
【西医对应疾病】	出血性疾病、慢性肠胃病、食物中毒、动脉硬化

❀ 弦　脉 ❀

【特点】	端直以长。如张弓弦

【图示】

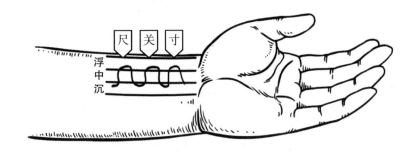

【体状诗】	弦脉迢迢端直长，肝经木王土应伤， 怒气满胸常欲叫，翳蒙瞳子泪淋浪
【主病诗】	弦应东方肝胆经，饮痰寒热疟缠身， 浮沉迟数须分别，大小单双有重轻。 寸弦头痛膈多痰，寒热癥瘕察左关， 关右胃寒心腹痛，尺中阴疝脚拘挛
【主病】	肝胆疾病，诸痛，痰饮，疟疾
【尺部候病】	下焦痰饮，腰膝疼痛。腹痛下痢，足挛疝痛
【关部候病】	胁满肋痛，痰疟癥瘕。胃寒膈痛，脾胃伤冷
【寸部候病】	心劳头痛，盗汗乏力。胸中寒痰，咳嗽气短
【西医对应疾病】	肝炎、肝硬化，动脉硬化，高血压，痛经，自主神经功能紊乱及内分泌失调疾患
【注意事项】	正常人和健康老年人无伴随症状的轻弦脉属正常生理现象

革　脉

| 【特点】 | 浮大搏指，中空外坚，如按鼓皮 |

【图示】

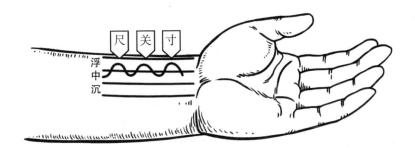

【主病诗】	革脉形如按鼓皮，芤弦相合脉寒虚， 女人半产并崩漏，男子营虚或梦遗
【主病】	素体虚弱，外感寒邪。亡血失精，半产漏下
【尺部候病】	遗精早泄。半产漏下
【关部候病】	右胁胀痛。脘满胃痛
【寸部候病】	心血虚痛。咳喘痰涌
【西医对应疾病】	类似芤脉的疾病：出血性疾病、慢性肠胃病、食物中毒、 动脉硬化

❀ 牢　脉 ❀

【特点】	沉取实大弦长

【图示】

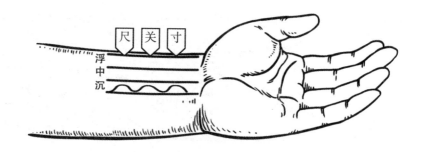

【体状相类诗】	弦长实大脉牢坚，牢位常居沉伏间， 革脉芤弦自浮起，革虚牢实要详看
【主病诗】	寒则牢坚里有余，腹心寒痛木乘脾， 疝癫癥瘕何愁也，失血阴虚欲忌之
【主病】	阴寒里实，疝气癥瘕
【尺部候病】	少腹气逆。阴凝积结
【关部候病】	肝结血积。脾胃气塞
【寸部候病】	脘腹肿块。呼吸气逆
【西医对应疾病】	肝炎、肝硬化

❀ 濡 脉 ❀

| 【特点】 | 浮取细软无力 |

【图示】

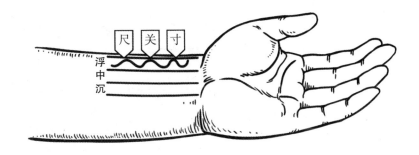

【体状诗】	濡形浮细按须轻，水面浮绵力不禁， 病后产中犹有药，平人若见是无根
【主病诗】	濡为亡血阴虚病，髓海丹田暗已亏， 汗雨夜来蒸入骨，血山崩倒湿侵脾。 寸濡阳微自汗多，关中其奈气虚何， 尺伤精血虚寒甚，温补真阴可起疴
【主病】	诸虚，又主湿
【尺部候病】	男子伤精，女子脱血。下元虚冷，肠虚泄泻
【关部候病】	右胁胀满，血不荣筋。脾胃虚弱，虚肿身倦
【寸部候病】	心虚惊悸，失眠自汗。胸闷咳逆，体虚乏力
【西医对应疾病】	外感风湿头痛，偏头痛，肝炎，贫血，水肿等

弱 脉

【特点】	沉取细软无力

【图示】

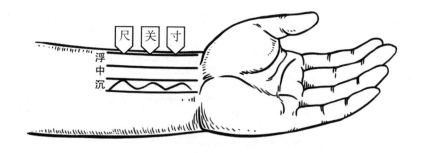

【体状诗】	弱来无力按之柔，柔细而沉不见浮， 阳陷入阴精血弱，白头犹可少年愁
【主病诗】	弱脉阴虚阳气衰，恶寒发热骨筋痿， 多惊多汗精神减，益气调营急早医。 寸弱阳虚病可知，关为胃弱与脾衰， 欲求阳陷阴虚病，须把神门两部推
【主病】	气血不足
【尺部候病】	腰酸腿痛，遗精早泄。失眠多梦，月事不调
【关部候病】	肝弱筋痿，肢冷便溏。胃弱脾衰，脘满腹胀
【寸部候病】	心虚惊悸，健忘自汗。肺虚短气，身冷多寒
【西医对应疾病】	心功能不全，消耗性疾病，消化不良，休克早期，全身衰竭等

❀ 散 脉 ❀

【特点】	浮取散漫，中候似无，沉候不应，并常伴有脉动不规则，时快时慢而不匀（但无明显歇止），或脉力往来不一致

【图示】

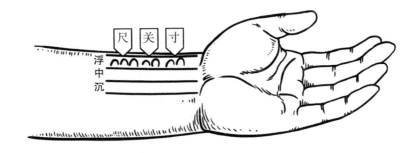

【体状诗】	散似杨花散漫飞，去来无定至难齐， 产为生兆胎为堕，久病逢之不必医
【主病诗】	左寸怔忡右寸汗，溢饮左关应软散， 右关软散胻胕肿，散居两尺魂应断
【主病】	主虚证。气血衰败，元气离散
【尺部候病】	阴液干涸。阳消命绝
【关部候病】	肌肤胀满。小腿浮肿
【寸部候病】	怔忡不寐。自汗淋漓
【西医对应疾病】	脏器衰竭，休克

❀ 细 脉 ❀

【特点】	脉细如线，但应指明显

【图示】

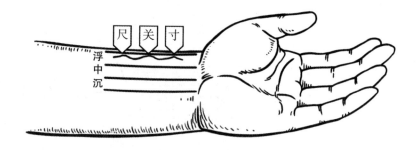

【体状诗】	细来累累细如丝，应指沉沉无绝期， 春夏少年俱不利，秋冬老弱却相宜
【主病诗】	细脉萦萦血气衰，诸虚劳损七情乖， 若非湿气侵腰肾，即是阳精汗泄来。 寸细应知呕吐频，入关腹胀胃虚形， 尺逢定是丹田冷，泄痢遗精号脱阴
【主病】	诸虚劳损，而以阴虚、血虚为主，又主湿
【尺部候病】	肾亏虚寒，下焦冷惫。少腹冷积，泄痢遗精
【关部候病】	肝血枯竭，肝阴虚损。脾胃虚弱，脘腹胀满
【寸部候病】	痰热心烦，怔忡不寐。咳逆呕吐，气短懒言
【西医对应疾病】	心肌梗死、心力衰竭、严重心肌炎，慢性消耗性疾病， 神经衰弱，休克早期等

🔅 伏 脉 🔅

| 【特点】 | 重手推筋，着骨始得，沉极为伏 |

【图示】

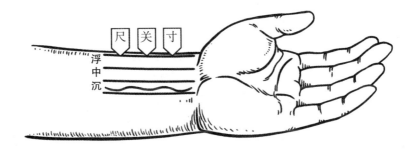

【体状诗】	伏脉推筋着骨寻，指间裁动隐然深， 伤寒欲汗阳将解，厥逆脐疼证属阴
【主病诗】	伏为霍乱吐频频，腹痛多缘宿食停， 蓄饮老痰成积聚，敞寒温里莫因循。 食郁胸中双寸伏，欲吐不吐常兀兀， 当关腹痛困沉沉，关后疝疼还破腹
【主病】	邪闭、厥证，也主痛极
【尺部候病】	肾虚腰痛，精虚疝痛。脐下冷痛，下焦寒虚
【关部候病】	肝血在腹，血凝腰痛。胃脘胀满，寒凝腹痛
【寸部候病】	头眩心悸，胸闷血郁。四肢厥冷，胸满气郁
【西医对应疾病】	脏器衰竭，休克

动 脉

【特点】	脉形如豆，厥厥动摇，滑数有力
【图示】	

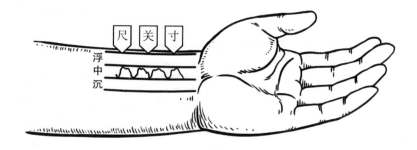

【体状诗】	动脉摇摇数在关，无头无尾豆形团， 其原本是阴阳搏，虚者摇兮胜者安
【主病诗】	动脉专司痛与惊，汗因阳动热因阴， 或为泄痢拘挛病，男子亡精女子崩
【主病】	痛，惊
【尺部候病】	惊恐亡髓。失血亡精
【关部候病】	筋脉挛急。脾瘅胃痛
【寸部候病】	惊悸不安。自汗气促
【西医对应疾病】	类似滑脉的疾病

促 脉

【特点】	脉来急速，数而歇止，止无定数

【图示】

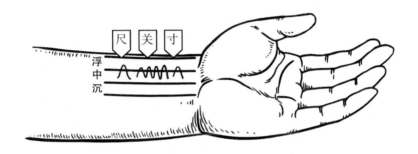

【体状诗】	促脉数而时一止，此为阳极欲亡阴， 三焦郁火炎炎盛，进必无生退可生
【主病诗】	促脉惟将火病医，其因有五细推之， 时时喘咳皆痰积，或发狂斑与毒疽
【主病】	气血痰饮，宿食停滞，阳盛实热，阴不济阳
【尺部候病】	遗精滑脱。灼热亡阴
【关部候病】	血胀血滞。呕恶食积
【寸部候病】	心热壅迫。肺热咳喘
【西医对应疾病】	心律失常，冠心病，肺源性心脏病，心肌病变等

🌫 结　脉 🌫

【特点】	脉来缓慢，时有中止，止无定数
【图示】	

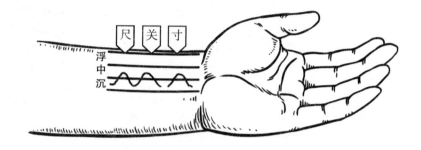

【体状诗】	结脉缓而时一止，独阴偏盛欲亡阳， 浮为气滞沉为积，汗下分明在主张
【主病诗】	结脉皆因气血凝，老痰结滞苦沉吟， 内生积聚外痈肿，疝瘕为殃病属阴
【主病】	阴盛气结、寒痰血瘀，亦可见于气血虚衰
【尺部候病】	少腹胀满，下肢拘挛。小腹胀痛，月事不调
【关部候病】	气郁不舒，脘满胁痛。痰滞食停，腹胀胃痛
【寸部候病】	心悸疼痛，自汗身倦。肺虚气寒，咳喘气短
【西医对应疾病】	心脏疾病、烟酒过量、严重吐泻、利尿太过、药物过量 或中毒

❀ 代 脉 ❀

【特点】	动而中止，不能自还，因而复动

【图示】

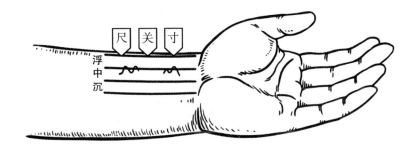

【体状诗】	动中而止不能还，复动因而作代看， 病者得之犹可疗。平人却与寿相关
【主病诗】	代脉之因脏气衰，腹疼泄痢下元亏， 或为吐泻中宫病，女子怀胎三月兮
【主病】	脏气衰微、风证痛证、七情惊恐、跌打损伤
【尺部候病】	腰酸腹胀，便秘失眠。疝痛腹痛，二便不畅
【关部候病】	胸胁痞满，心烦脘闷。胃脘胀痛，腹胀厌食
【寸部候病】	胸满气短，心悸不安。胸痹胸疼，怔忡血汗
【西医对应疾病】	急性心肌梗死，冠心病，肺源性心脏病，心肌炎，心肌病，其他类似结脉的疾病
【注意事项】	妊娠3个月若见代脉可视为常脉

第四章 脉象归类
——同类脉象与主病

　　有些脉象很相似，容易混淆不清，正如王叔和在《脉经·序》中所云："脉理精微，其体难辨……在心易了，指下难明"。故必须注意相似脉的鉴别。对此历代医家积累了丰富的经验，如李时珍在《濒湖脉学》中就编有言简意赅的"相类诗"加以鉴别。

　　由于脉象繁多，且有很多脉象彼此相似，不易掌握和记忆，将脉进行归类、分纲，就能提纲挈领，执简驭繁。各种病脉均是在邪正斗争中形成的，辨证以表里寒热虚实为纲，脉象则有浮沉迟数虚实之相应。本章对27种脉象进行了6大类同类比较。一为浮脉类比较（浮、洪、芤、革、濡、散）；二为沉脉类比较（沉、牢、弱、伏）；三为迟脉类比较（迟、涩、缓、结）；四为数脉类比较（数、动、促）；五为虚脉类比较（虚、短、微、细、代）；六为实脉类比较（实、滑、长、紧、弦）。在每一类脉象中找出脉象的共同点，并列举各脉所主病证的不同之处。

脉象的阴阳

脉象名称	脉的性质
浮脉	阳
沉脉	阴
迟脉	阴
数脉	阳
滑脉	阳中阴
涩脉	阴
虚脉	阴
实脉	阳
长脉	阳
短脉	阴
洪脉	阳
微脉	阴
紧脉	阳
缓脉	阴
芤脉	阳中阴
弦脉	阳中阴
革脉	阴
牢脉	阴中阳
濡脉	阴
弱脉	阴
散脉	阴
细脉	阴
伏脉	阴
动脉	阳
促脉	阳
结脉	阴
代脉	阴

🪷 浮脉类 🪷

共同特点：轻取即得。

	脉象特点	主病	图示
浮脉	轻取即得，重按稍弱，举之有余	表证：浮而有力为表实，浮而无力为表虚	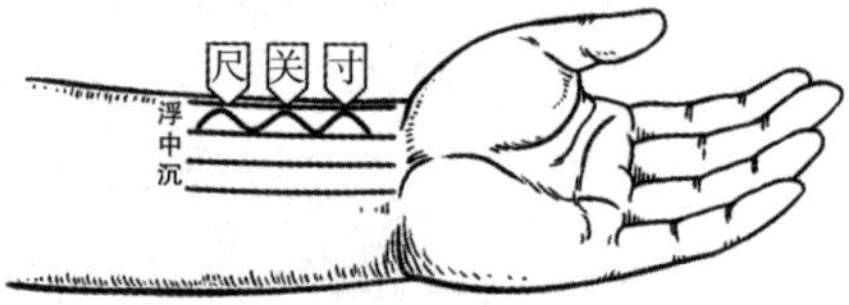
洪脉	来盛去衰，如波涛汹涌，滔滔满指	热证：外感温热病，里热炽盛	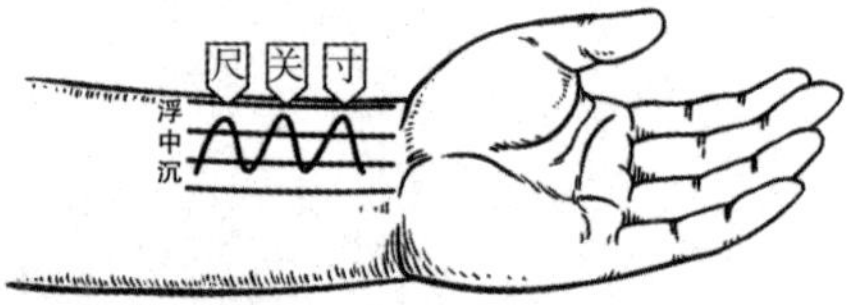
芤脉	浮大中空，如按葱管	失血、伤阴、伤精	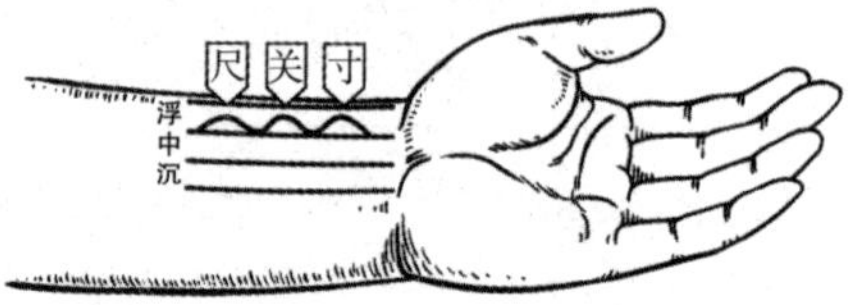
革脉	浮大搏指，中空外坚，如按鼓皮	亡血、失精、半产、漏下	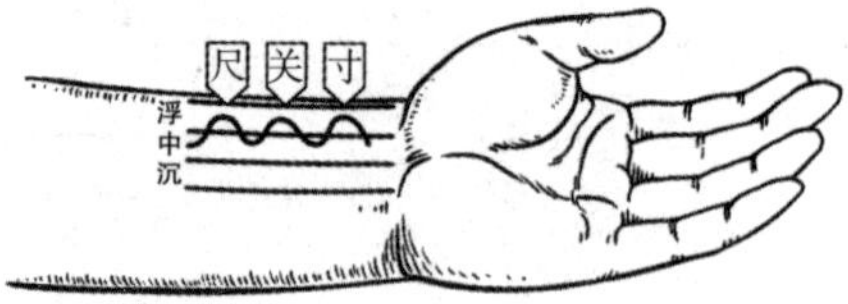
濡脉	浮细无力而软	虚证，湿困	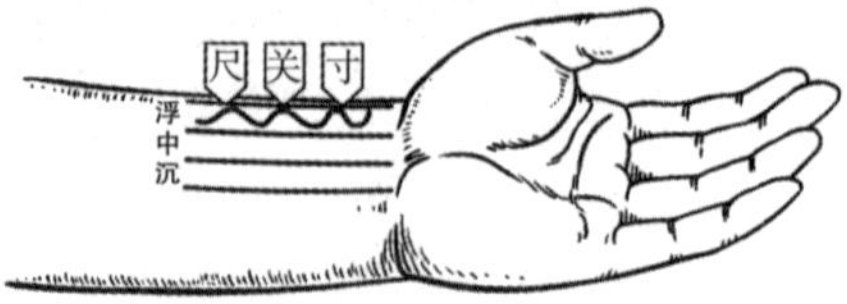

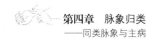
续表

	脉象特点	主病	图示
散脉	浮取散漫而无根，伴至数或脉力不匀	元气离散，脏气将绝	

🏵 沉脉类 🏵

共同特点：重按始得。

	脉象特点	主病	图示
沉脉	轻取不应，重按始得	里证：有力为里实，无力为里虚	
牢脉	沉按实大弦长	阴寒内积、疝气、癥积	
弱脉	沉细无力而软	阳气虚衰、气血俱虚	
伏脉	重按推至筋骨始得	邪闭、厥病、痛极	

❀ 迟脉类 ❀

共同特点：一息不足四至。

	脉象特点	主病	图示
迟脉	一息不足四至	寒证，亦见于邪热结聚	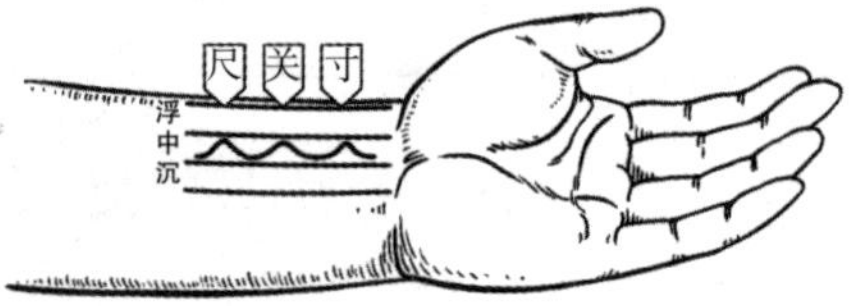
缓脉	一息四至，脉来怠缓	湿病，脾胃虚弱；亦见于平人	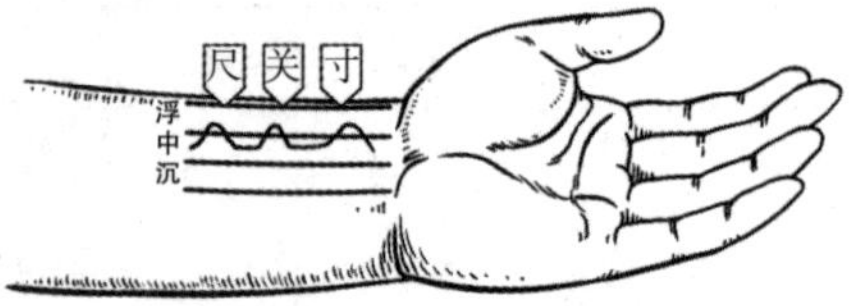
涩脉	往来艰涩，迟滞不畅	精伤、血少；气滞、血瘀，痰食内停	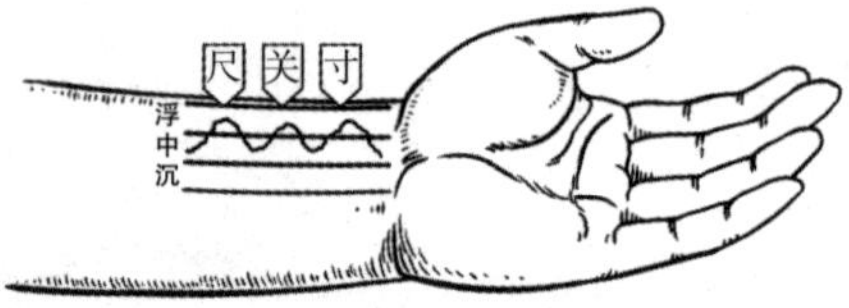
结脉	迟而时一止，止无定数	阴盛气结，寒痰瘀血；气血虚衰	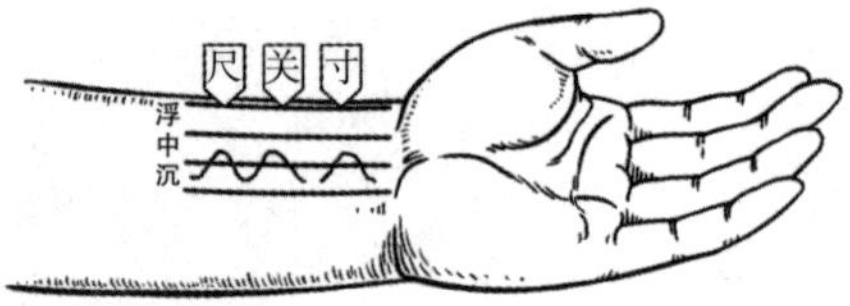

❀ 数脉类 ❀

共同特点：一息五至以上。

	脉象特点	主病	图示
数脉	一息五至以上，不足七至	热证；亦主里虚证	
促脉	数而时一止，止无定数	阳热亢盛，瘀滞、痰食停积；脏气衰败	
动脉	脉短如豆，滑数有力	疼痛，惊恐	

❀ 虚脉类 ❀

共同特点：应指无力。

	脉象特点	主病	图示
虚脉	举按无力，应指松软	气血两虚	

	脉象特点	主病	图示
细脉	脉细如线，应指明显	气血俱虚，湿证	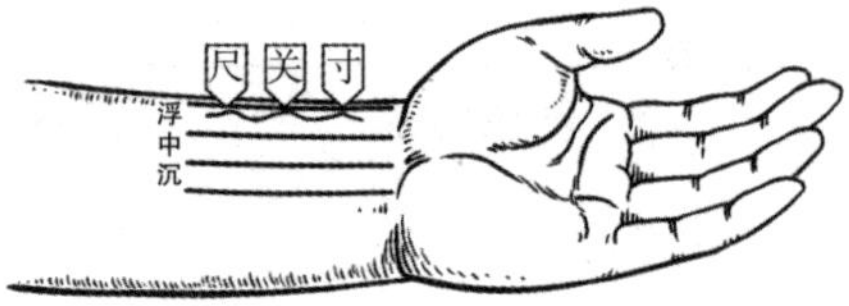
微脉	极细极软，似有似无	气血大虚，阳气暴脱	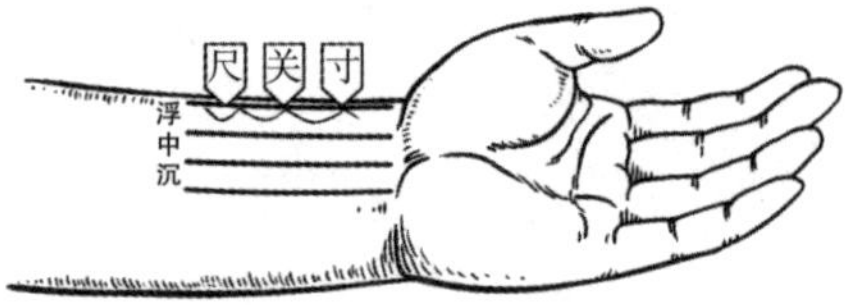
代脉	迟而中止，止有定数	脏气衰微；疼痛、惊恐、跌仆损伤	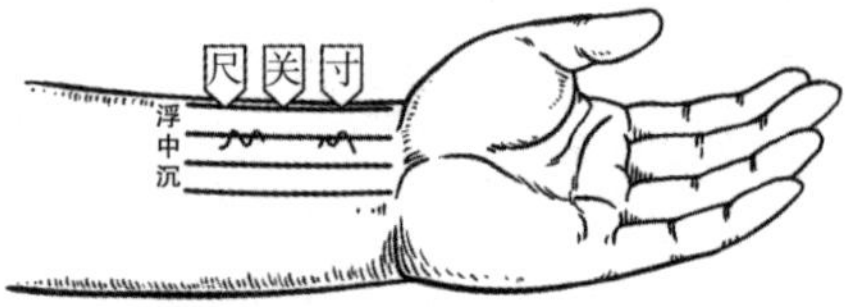
短脉	首尾俱短，不及本部	有力主气郁，无力主气损	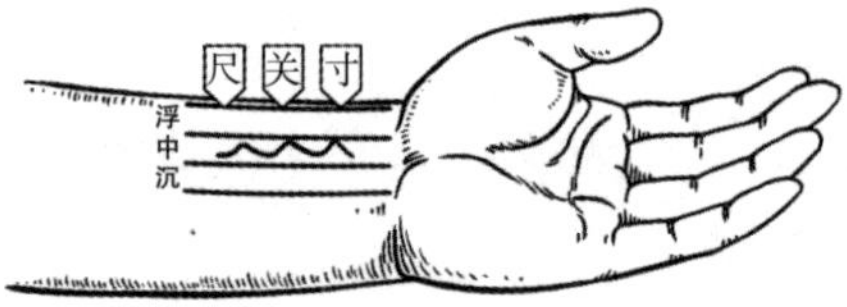

❀ 实脉类 ❀

共同特点：应指有力。

	脉象特点	主病	图示
实脉	举按充实而有力	实证；平人	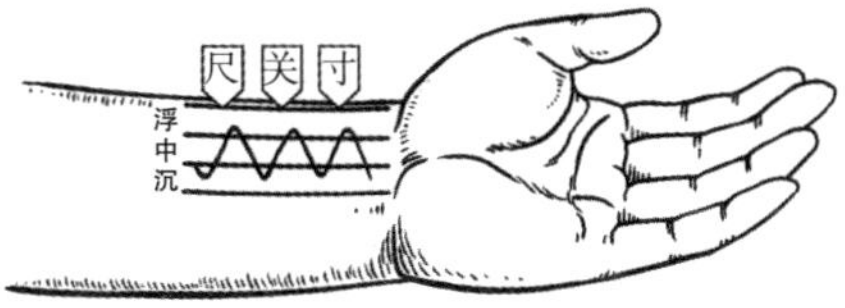
滑脉	往来流利，应指圆滑	痰湿、食积、实热青壮年；孕妇	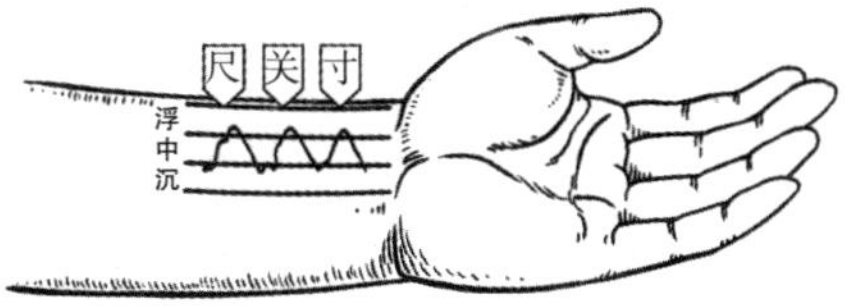
弦脉	端直以长，如按琴弦	肝胆病、疼痛、痰饮等；老年健康者	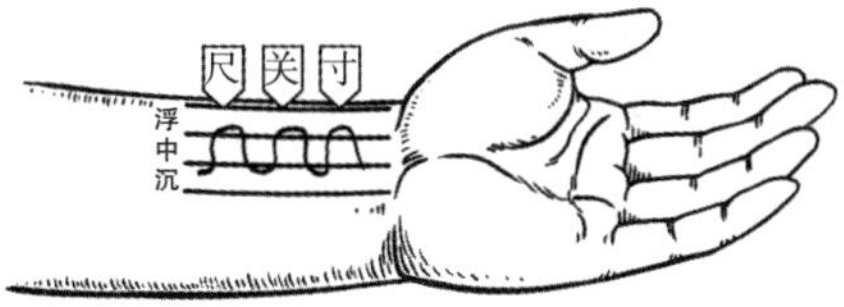
紧脉	绷急弹指，状如转索	实寒证、疼痛、宿食	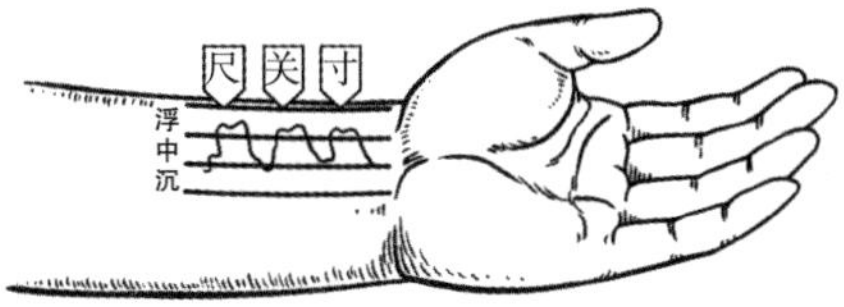
长脉	首尾端直，超过本位	阳气有余，阳证、热证、实证；平人	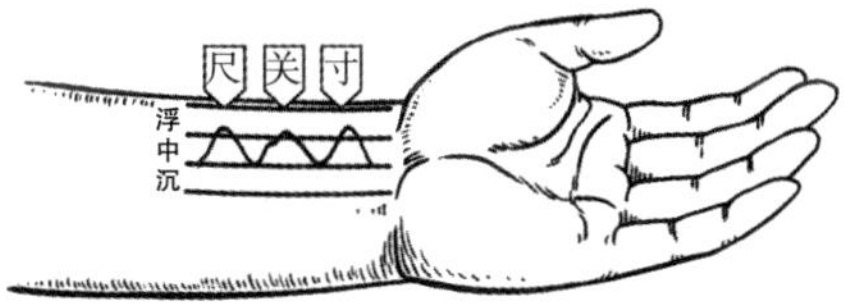

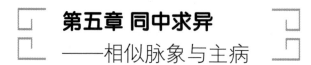

第五章 同中求异
——相似脉象与主病

在了解同类脉象相似特征的基础上，再将不同之处进行比较而予以区别，这就是脉象的辨异。这样有比较有鉴别，更易于掌握，也便于诊察。

与同类脉象比较学习法有类似之处，不同之处在于相似脉分得更细，共分出 10 类相似脉进行比较。通过相似脉象的比较，找出相似脉象的相似之处和不同点。

浮脉与虚脉、芤脉、革脉、濡脉、散脉

共同点：脉位均表浅，同为浮取。

不同点：

浮脉	举之泛泛有余，重按稍减而不足，脉形不大不小	
虚脉	重按空虚，形大无力	
芤脉	浮大无力，中间独空，如按葱管	
革脉	浮大搏指，弦急中空，如按鼓皮	
濡脉	浮细无力而软，轻取可以触之，重按反不明显	

| 散脉 | 浮而无根，至数不齐，脉力不匀，稍用力则按不着 | 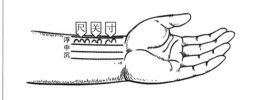 |

🦠 沉脉与牢脉、弱脉、伏脉 🦠

共同点：重按始得，均在深部，需沉取，且均为阴脉。

不同点：

沉脉	轻取不应，重按始得	
伏脉	重按推至筋骨始得	
弱脉	沉细无力而软	
牢脉	沉按实大弦长，坚牢不移	

🔅 迟脉与缓脉 🔅

共同点：均以息计，同为中取，均为阴脉。

不同点：

迟脉	一息不足四至	
缓脉	一息四至，脉来怠缓，如春风拂柳	

🔅 数脉与滑、动脉 🔅

共同点：与息的至数密切相关。均为中取，且为阳脉。

不同点：

数脉	脉来频数，一息五至以上	
滑脉	滑指形与势。圆滑流利，如盘滚珠	

续表

动脉	脉短如豆，滑数有力	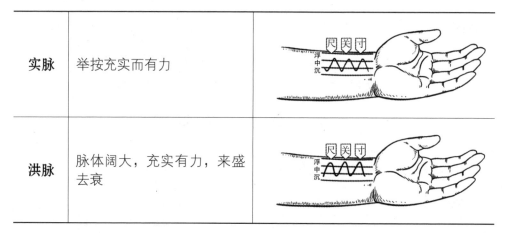

💮 实脉与洪脉 💮

共同点：脉势上均为充实有力，且为阳脉。

不同点：

实脉	举按充实而有力	
洪脉	脉体阔大，充实有力，来盛去衰	

💮 细脉与微脉、濡脉、弱脉 💮

共同点：四者皆是细小且软弱无力，均为阴脉。

不同点：

细脉	形小而应指明显	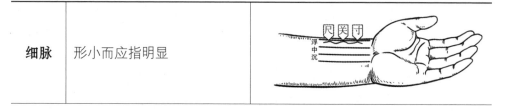

续表

微脉	极细极软，按之欲绝，有时甚则至数不清，起落模糊	
濡脉	浮细而软，轻取可以触知，重按反而不明显	
弱脉	沉细而无力，脉位与濡脉相反	

🌀 芤脉与革脉 🌀

共同点：两者都有中空之象，均为浮取。

不同点：

芤脉	浮大无力中空，如按葱管，触之脉管柔软	
革脉	浮大搏指，弦急中空，如按鼓皮，触之脉管较硬	

弦脉、长脉与紧脉

共同点：三者脉长相似，均为中取，且为阳脉。

不同点：

弦脉	弦脉虽长，但脉气紧张，指下如按琴弦。弦脉带急	
长脉	长脉超过本部，如循长竿，长而不急。长脉带缓	
紧脉	紧脉脉气紧张，如按在拉紧的绳索上，脉势绷急，脉形大于弦脉	

短脉与动脉

共同点：两者在脉形上均有短缩之象，均为中取。

不同点：

短脉	脉形短缩且涩，常兼迟	

动脉	脉形如豆，常兼滑数有力	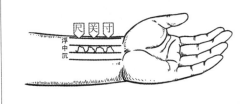

结脉、代脉与促脉

共同点：均属于节律失常而有歇止的脉象。均属中取。

不同点：

结脉	不规则的间歇，脉迟而歇止	
代脉	有规则的歇止，且歇止时间较长	
促脉	不规则的间歇，脉数而歇止	

第六章 列对比较
——相对脉象与主病

对举法就是把两种相反的脉象对比而加以鉴别的方法。根据李时珍《濒湖脉学》中的 27 脉，结合《三指禅》对缓脉的论述，从《脉经》中提取平脉与缓脉配对，共形成 14 对相对脉象比较。一为浮脉与沉脉，二为迟脉与数脉，三为滑脉与涩脉，四为虚脉与实脉，五为长脉与短脉，六为洪脉与伏脉，七为微脉与细脉，八为紧脉与散脉，九为芤脉与革脉，十为弦脉与弱脉，十一为濡脉与牢脉，十二为结脉与促脉，十三为动脉与代脉，十四为缓脉与平脉。

⚙ 反映脉位深浅的两种脉象 ⚙

脉名称	主病	脉象特点	图示
浮脉	主表属阳	脉位表浅，轻取即得	
沉脉	主里属阴	脉位深沉，轻取不应	

⚙ 反映脉波快慢的两种脉象 ⚙

脉名称	主病	脉象特点	图示
迟脉	主寒	脉波频率比正常脉波慢，即一息不足四至	
数脉	主热	脉波频率比正常脉波快，即一息五至以上	

◎ 反映脉波的通畅度相反的两种脉象 ◎

脉名称	主病	脉象特点	图示
滑脉	主痰饮、食滞、实热	脉波往来流利通畅，指下圆滑，如盘滚珠	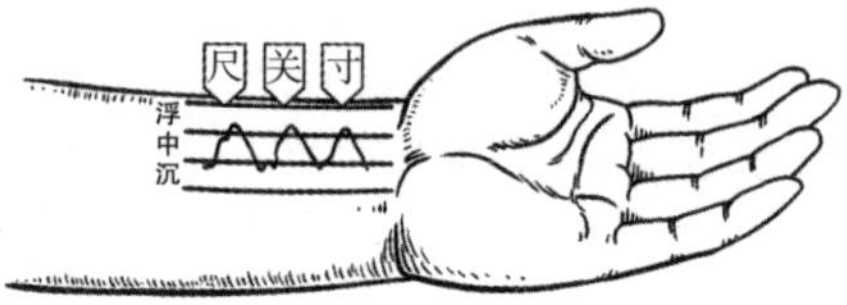
涩脉	主气滞、血瘀、精伤、血少	脉波往来艰难涩滞，极不流利，如轻刀刮竹	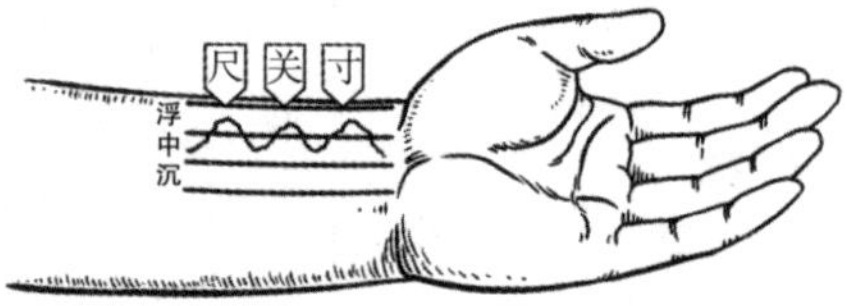

◎ 反映脉的搏动力量强弱（气势）相反的两种脉象 ◎

脉名称	主病	脉象特点	图示
虚脉	主虚	虚脉三部举按均无力	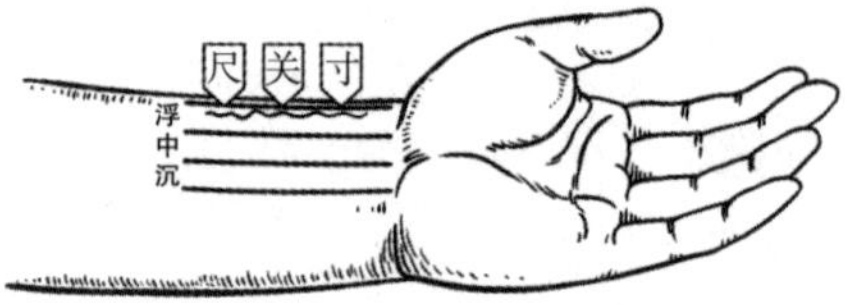
实脉	主实	实脉三部举按均有力	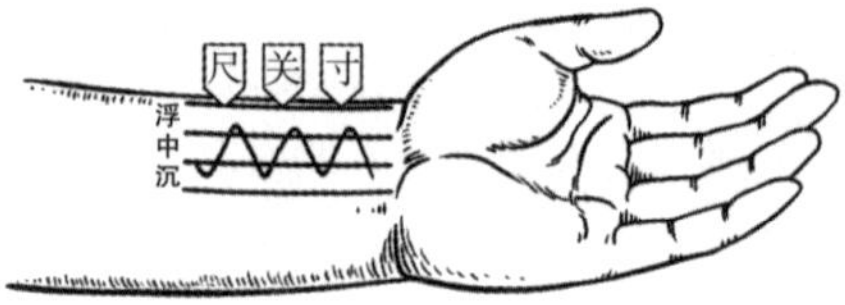

反映脉气长短相反的两种脉象

脉名称	主病	脉象特点	图示
长脉	主肝阳有余等之证	脉气搏动范围超过本部,如循长竿的状态	
短脉	主气郁或气损	脉气搏动范围短小,不及本部的状态	

反映脉体大小和气势均相反的两种脉象

脉名称	主病	脉象特点	图示
洪脉	主外感温热病,里热炽盛	脉体阔大,充实有力,来势盛而去势衰	
微脉	主邪闭、厥证,也主痛极	脉体沉极,重手推筋,着骨始得	

反映脉体线细而应指感觉相反的两种脉象

脉名称	主病	脉象特点	图示
微脉	主阳衰气少，阴阳气血诸虚	极细极软，若有若无，按之欲绝	
细脉	主诸虚劳损，而以阴虚、血虚为主，又主湿	脉细如线，应指明显	

反映脉象紧张度相反的两种脉象

脉名称	主病	脉象特点	图示
紧脉	主寒证、痛证、宿食	紧脉紧张有度，如按转索	
散脉	主虚证。气血衰败，元气离散	脉体浮散无根，按之则无	

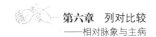

反映脉象同为中空但虚实相反的两种脉象

脉名称	主病	脉象特点	图示
芤脉	主失血、伤阴	浮大中空，如按葱管。虚而空者为芤	
革脉	主素体虚弱，外感寒邪。亡血失精、半产漏下	浮大搏指，中空外坚，如按鼓皮。头而坚者为革	

反映脉的搏动是否有力的两种脉象

脉名称	主病	脉象特点	图示
弦脉	主肝胆病、诸痛、痰饮、疟疾	有力者为弦。雄姿猛态，可以举百钧	
弱脉	主气血不足	无力者为弱。纤质柔容，不能举1羽	

🏵 反映脉象浮沉轻重的两种脉象 🏵

脉名称	主病	脉象特点	图示
濡脉	主血虚，又主湿	浮之轻者为濡。如萍浮水面，按之则无	
牢脉	主阴寒内盛，疝瘕、癥瘕	沉之重者为牢。常居沉伏边	

🏵 反映脉象一止而相反的两种脉象 🏵

脉名称	主病	脉象特点	图示
结脉	主阴盛气结，痰滞血瘀，瘀血积聚	迟而一止为结	
促脉	主气血痰饮，宿食停滞，阳盛实热，阴不济阳	数而一止为促	

🔱 反映脉象动中是否有止而相反的两种脉象 🔱

脉名称	主病	脉象特点	图示
动脉	主痛、惊	脉形如豆，厥厥动摇，滑数有力	
代脉	主脏气衰微、风证痛证、七情惊恐、跌打损伤	脉来一止，止有定数，良久方来	

🔱 反映脉象相似但主是否有病的两种脉象 🔱

脉名称	主病	脉象特点	图示
缓脉	主湿病，脾胃虚弱	缓脉一息四至，来去缓慢	
平脉	主无病	平脉不浮不沉，不大不小，不迟不速，从容和缓，柔和有力，一息四五至	

73

第七章 攻坚难点
——相兼脉象与主病

凡两种或两种以上的单因素脉相兼出现,复合构成的脉象即称为"相兼脉"或"复合脉"。由于疾病是一个复杂的过程,可以由多种致病因素相兼致病,疾病中邪正斗争的形势会不断发生变化,疾病的性质和病位亦可随之而变。因此,病人的脉象经常是两种或两种以上相兼出现。

有的脉象属于单因素脉,如浮、沉、迟、数、长、短、大、细等脉便属此类;而有些脉本身就是由几种单因素脉合成的,如弱脉是由沉、细、软三种因素合成,濡脉是由浮、细、软三种因素合成;动脉由滑、数、短三者合成;牢脉由沉、实、大、弦、长五种合成。

实际上临床所见脉象基本上都是复合脉。因为脉位、脉次、脉形、脉势等都只是从一个侧面论脉,而诊脉时则必须从多方面进行综合考察,论脉位不可能不涉及脉之次、形、势,其余亦然。如数脉,必究其是有力还是无力、是浮数还是沉数、是洪数还是细数等等。

任何脉象都包含着位、次、形、势等方面的因素,当某一因素突出表现异常时,就以此单一因素而命名,如以脉位浮为单一的突出表现,而脉率适中,脉的形和势不大不小、和缓从容,即称为浮脉;如脉位浮而脉率速,其他因素无异常时,称为浮数脉。又如脉沉而脉形小,脉软无力时,可采用已经定义了的脉名——弱脉，亦可将几种特征并列而命名为沉细无力脉。总之辨脉时务必考察诸方面的因素，并将各种变化因素作为辨证诊断的依据。

兼脉的出现是有条件的，某些性质相反的不能形成兼脉，如浮与沉、数与迟、长与短、洪与细等。学习兼脉首先要明确单脉，只有在对单脉的性质、脉形、界限都非常清楚，在指感技术方面确能掌握无误的条件下，才能对兼脉正确的认识和运用。

需要说明：一是主脉与兼脉称谓的排序。由于相兼脉象中各脉出现的比重不一定是等同的，对比重相对大的称之为主脉，相对小的称之为兼脉。一般以脉象名称在前的为主脉，在后的为兼脉。如浮数相兼，浮脉为主脉，数脉为兼脉；数虚相兼，数脉为主脉，虚脉为兼脉等等。

浮脉相兼脉与主病

浮脉为八纲脉之首，一般以主脉出现，除与沉脉相对而不相兼外，亦与革、弱、伏、动、促、代脉基本上不相兼，而与其他脉象相兼的多达十余种。

切脉特点	主病	主脉图示	相兼脉图示
浮取浮脉，中取兼涩脉	血伤、血虚、肺疾		
浮取浮脉并相兼虚脉	劳极诸虚，气虚血虚，表虚自汗，伤暑少气，元气不足，心神不安		

75

切脉特点	主病	主脉图示	相兼脉图示
浮取浮脉，中取、沉取兼实脉	风热在经，发热头痛，目暗赤痛，肺热咽痛，咳喘气壅，泄泻下痢	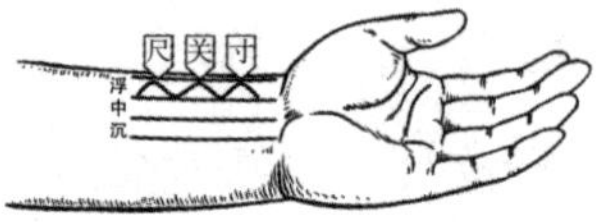	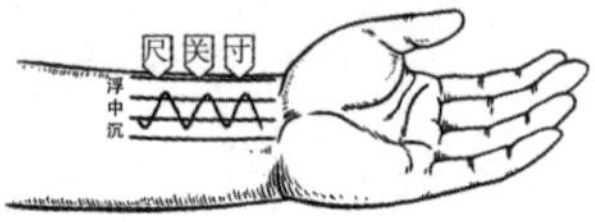
浮取浮脉，中取兼长脉	邪盛于外。风热、风眩、风痫、癫疾	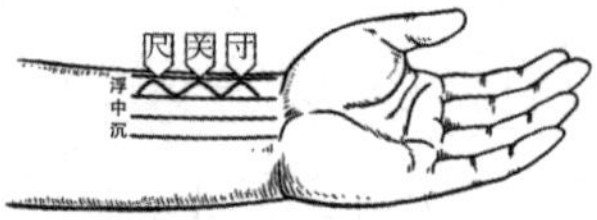	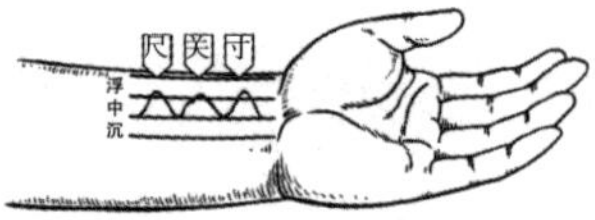
浮取浮脉，中取兼短脉	肺伤诸气，气虚咳嗽，气少气亏，气病血涩	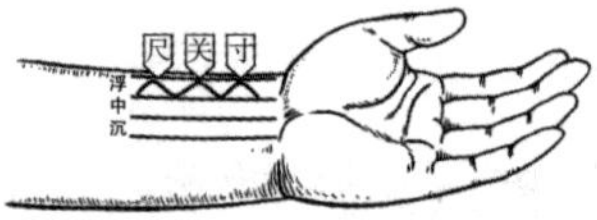	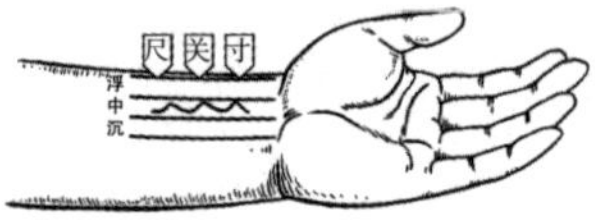
浮取浮脉，中取兼洪脉	表热虚热，风热风火，虚火狂躁	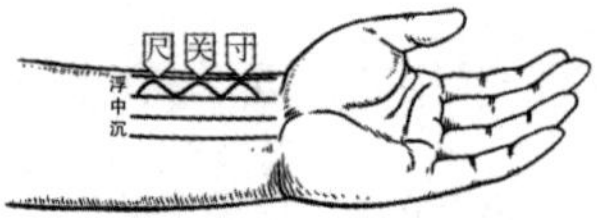	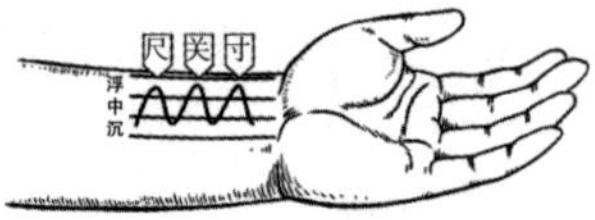
浮取浮脉，中取兼微脉	劳极虚劳，脾胃气虚、阳气不足	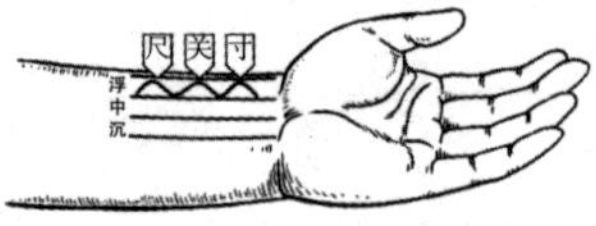	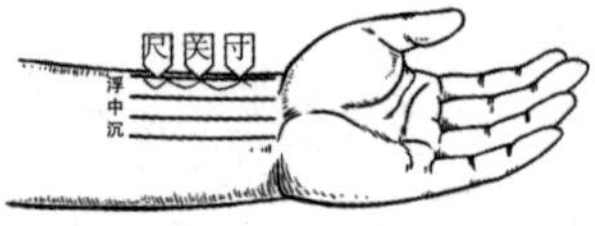
浮取浮脉，中取兼紧脉	表寒。风寒头痛，风湿身痛，肺疾哮喘，淋病癃闭	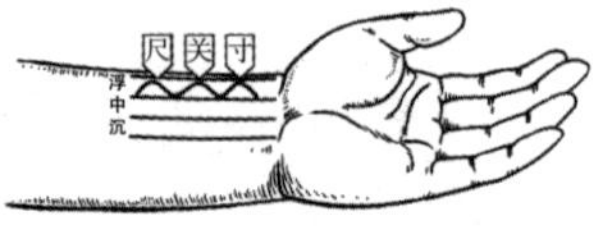	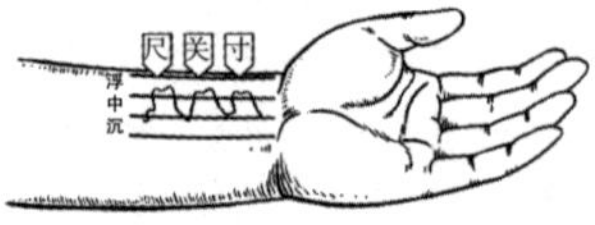

切脉特点	主病	主脉图示	相兼脉图示
浮取浮脉，中取兼缓脉	体虚外感。伤风、风湿、湿滞、脾虚、腹胀，泄泻	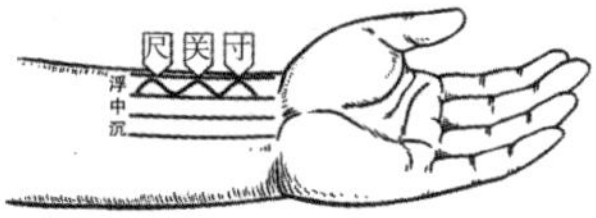	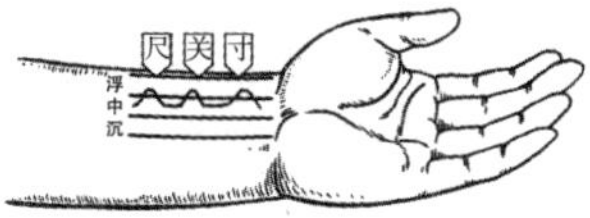
浮取浮脉并相兼芤脉	失血，尿血、崩漏	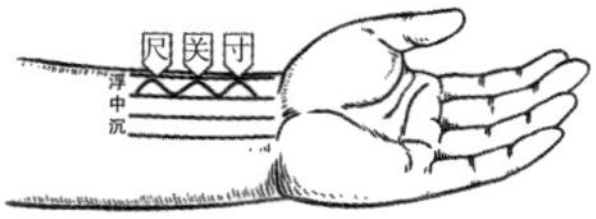	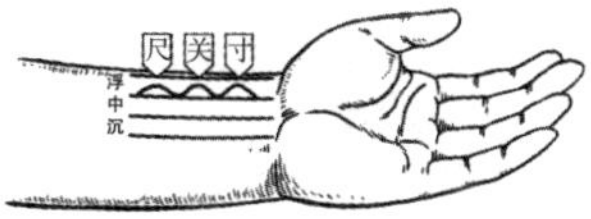
浮取浮脉，中取兼细脉	阴虚气虚，自汗盗汗，风寒湿证	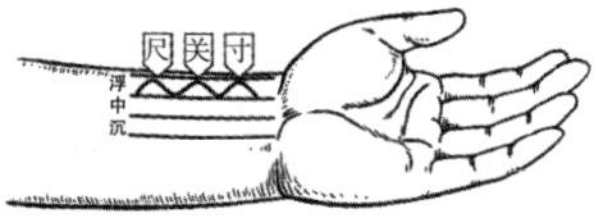	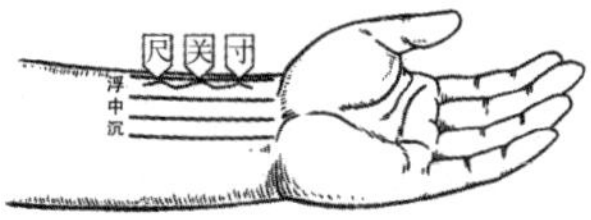
浮取浮脉，中取兼弦脉	外感风邪，痰饮，支饮，风痰	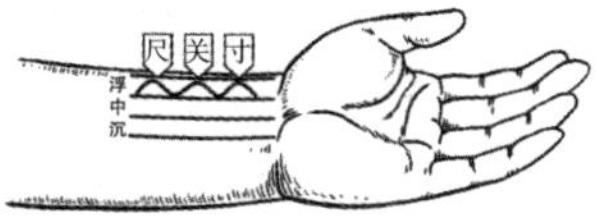	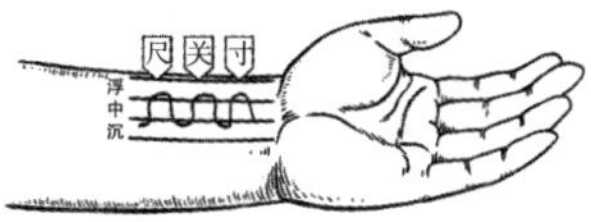
浮取浮脉，沉取兼牢脉	热迫血行，吐血鼻衄	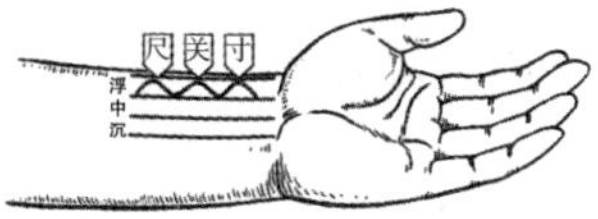	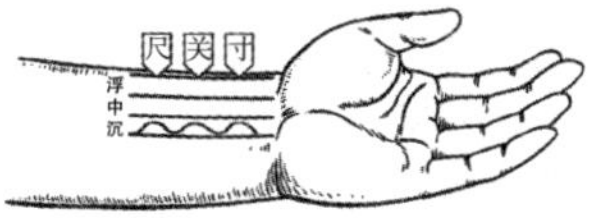
浮取浮脉，并相兼濡脉	外感风寒，气虚，阳虚，伤暑	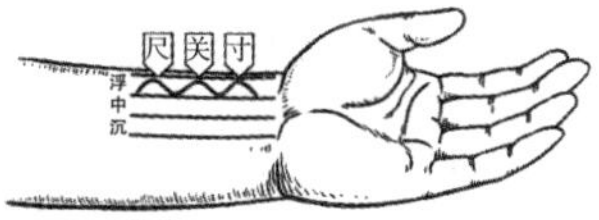	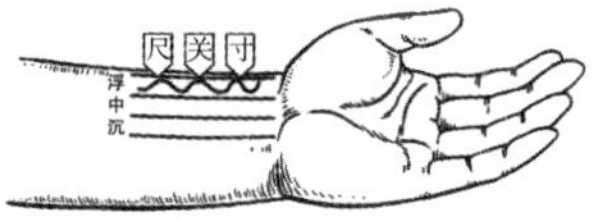

切脉特点	主病	主脉图示	相兼脉图示
浮取浮脉，并相兼散脉	虚证，劳极，阳气耗散	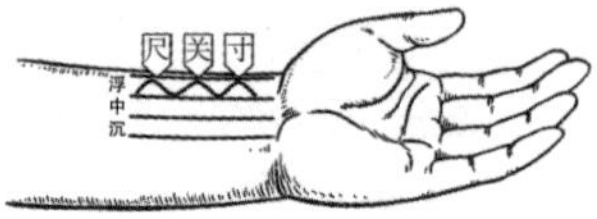	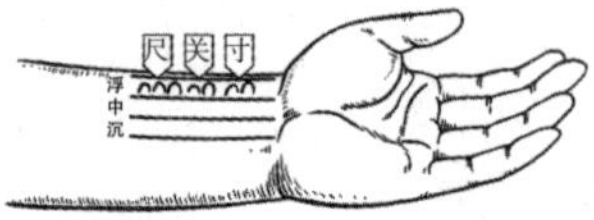
浮取浮脉，中取兼结脉	寒邪滞经，邪气阴塞，血行不畅，四肢浮肿	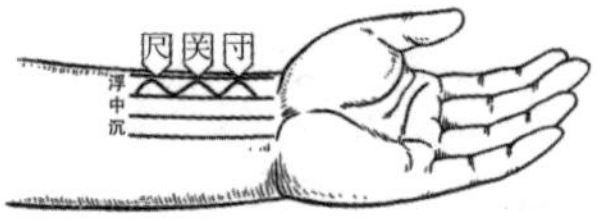	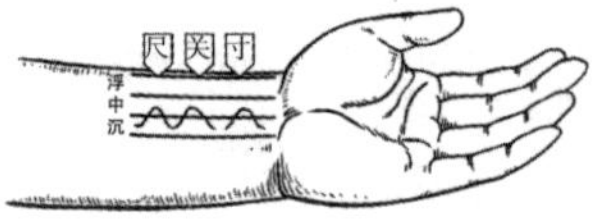
浮取浮脉，中取兼迟脉	表虚风寒、伤湿、中风、身痒无汗（体虚外感，病毒性感冒等）	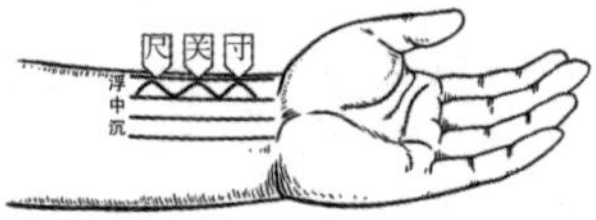	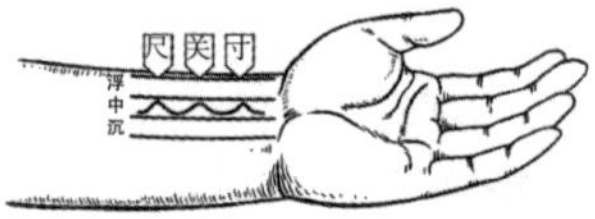
浮取浮脉，中取兼数脉	外感风热、呕吐、泄泻、便秘（外感，上呼吸道感染等）	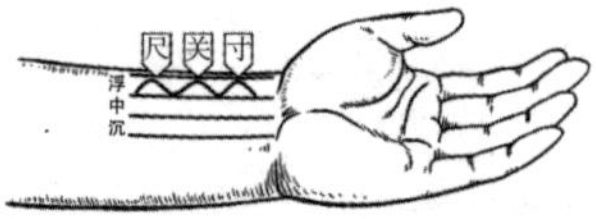	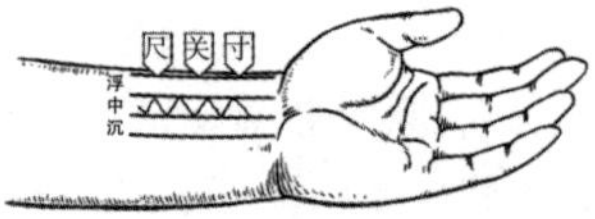
浮取浮脉，中取兼滑脉	风痰、风热、痰热、痰饮、呕吐、宿食	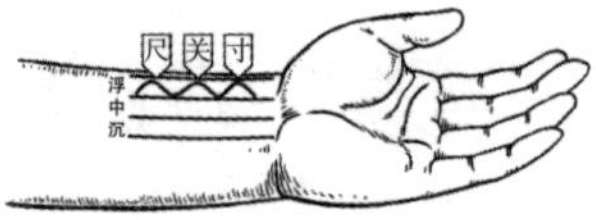	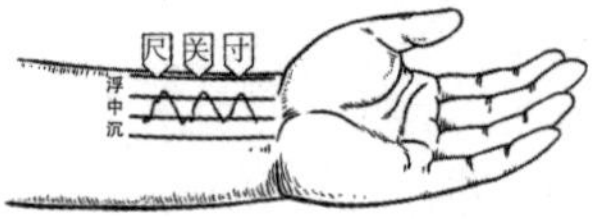

🌑 沉脉相兼脉与主病 🌑

沉脉一般以主脉出现，它除与浮脉相对而不相兼外，亦与长、短、扎、革、动、促脉基本上不相兼，而与其他脉象相兼的多达十余种。

切脉特点	主病	主脉图示	相兼脉图示
沉取沉脉，中取、沉取相兼实脉	里热实证，痰饮喘呕，腹痛胀满，腰痛瘀血，燥结泄泻	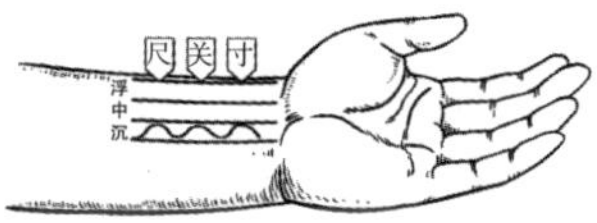	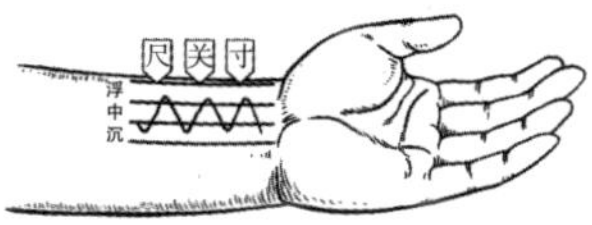
沉取沉脉，中取兼短脉	气滞宿食，气虚痞积	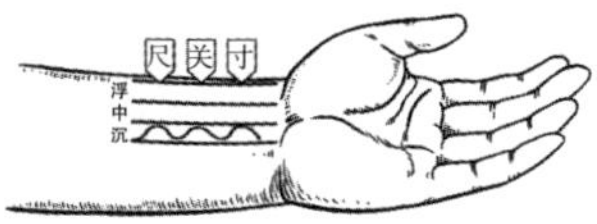	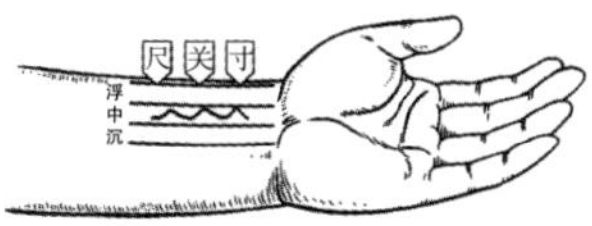
沉取沉脉，中取兼洪脉	里热，沉而有力为实火，无力为虚火	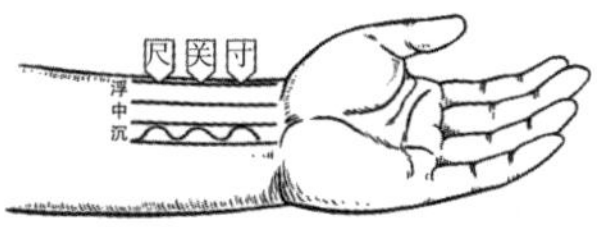	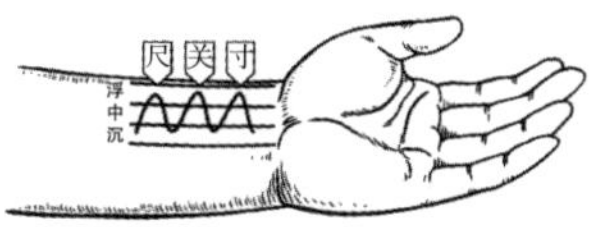
沉取沉脉，中取兼散脉	脏寒下利，阴不足，阳微气虚	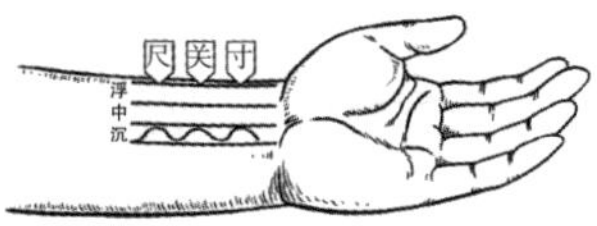	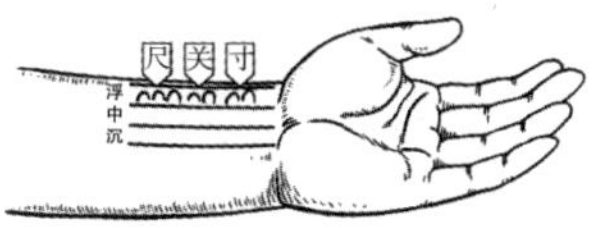
沉取沉脉，中取兼紧脉	里寒风寒，冷痛悬饮，疝气腹痛，寒湿腰痛	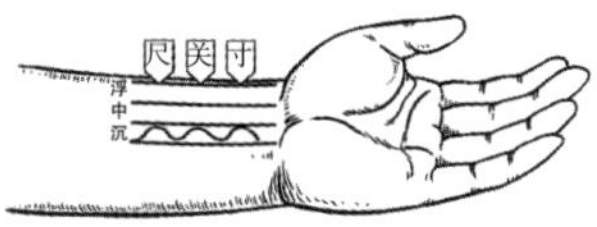	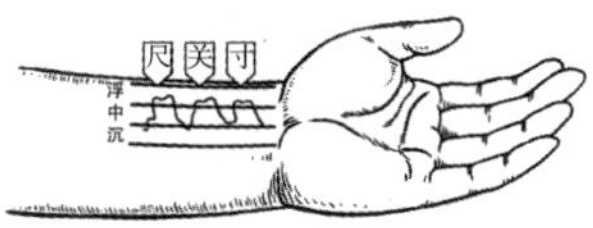

切脉特点	主病	主脉图示	相兼脉图示
沉取沉脉，中取兼缓脉	里湿寒湿、脾虚气虚，眩晕血虚，蓄水，小腹冷，健忘	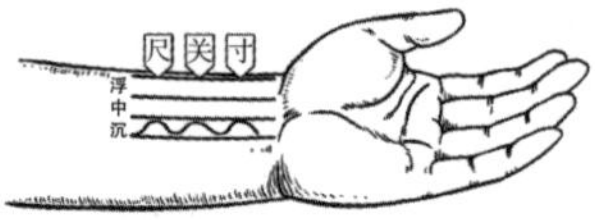	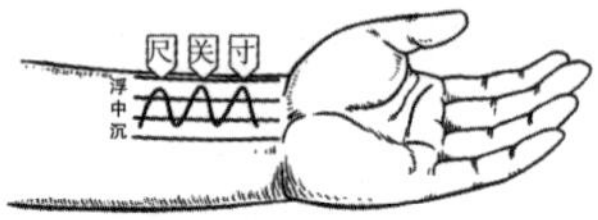
沉取沉脉，中取兼弦脉	心腹疼痛，肝郁气滞，痰饮壅闭	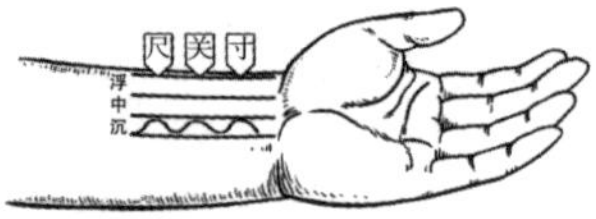	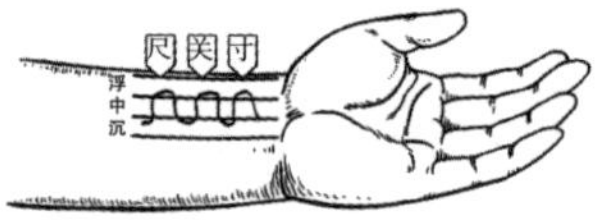
沉取沉脉并相兼牢脉	寒积，痼冷，冷痛	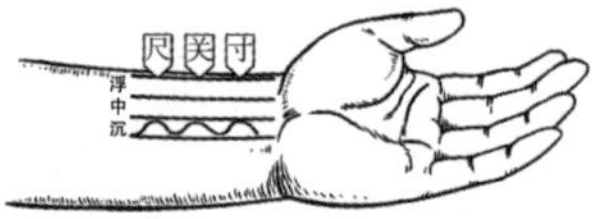	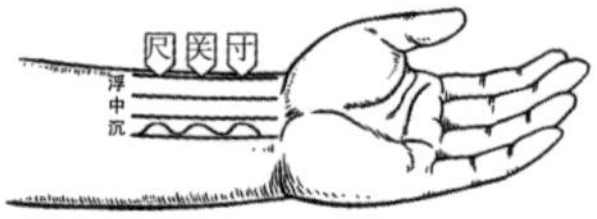
沉取沉脉，浮取兼濡脉	虚损少气，寒湿伤肾，腰酸身重，便血	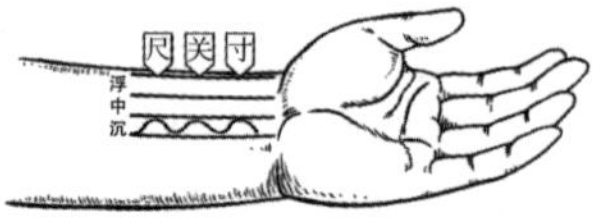	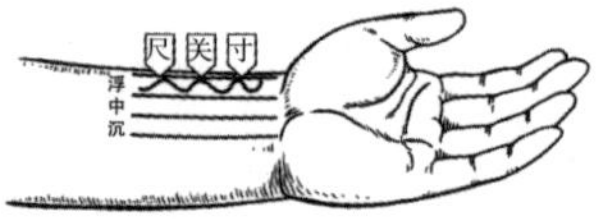
沉取沉脉并相兼弱脉	阴亏阳虚、内郁寒热，疝瘕腹痛，惊悸不安	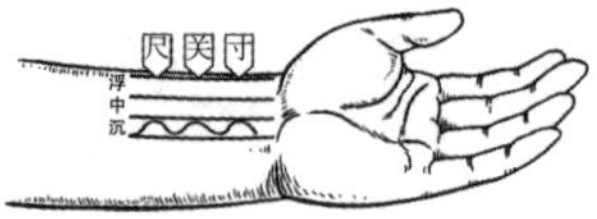	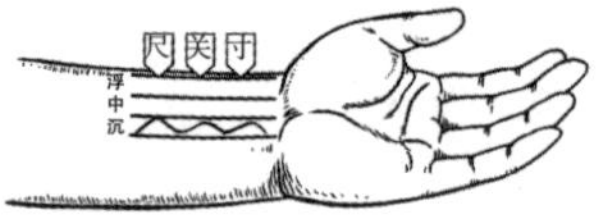
沉取沉脉，浮取兼散脉	阴阳俱损，阳虚气散	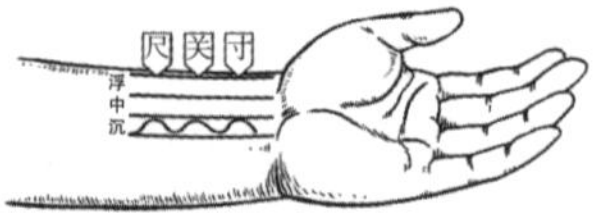	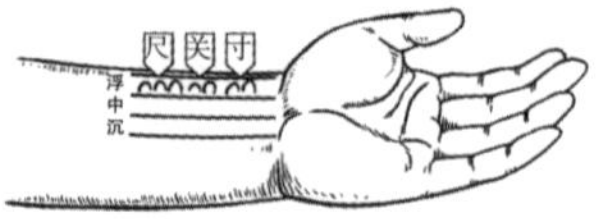

续表

切脉特点	主病	主脉图示	相兼脉图示
沉取沉脉，中取兼细脉	阳虚，湿痹腰腿痛，小便数涩痛，肾虚头痛	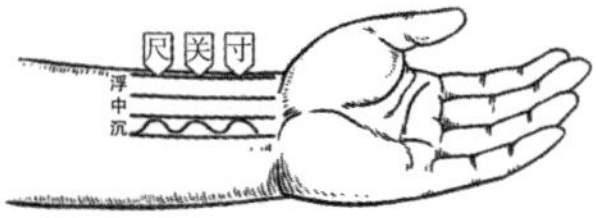	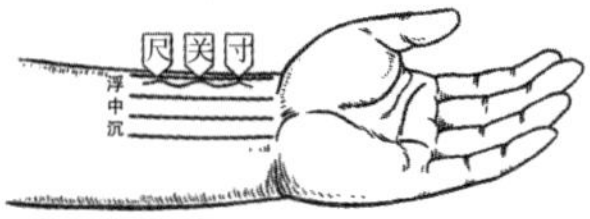
沉取沉脉并相兼伏脉	霍乱。吐利闭郁，脘腹积聚	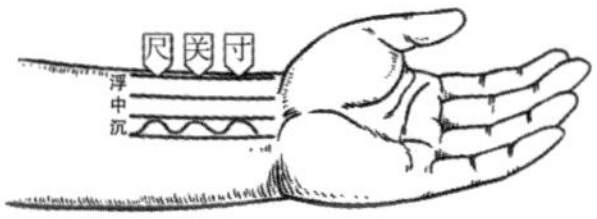	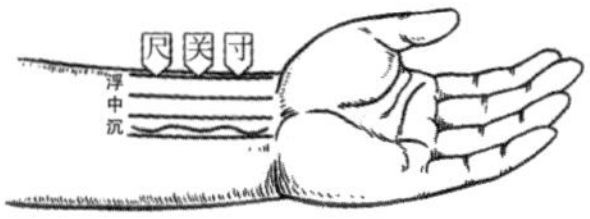
沉取沉脉，中取兼结脉	痰饮积气，瘀血在内，血脉外溢，肠风便血	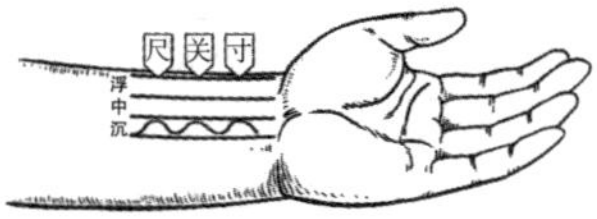	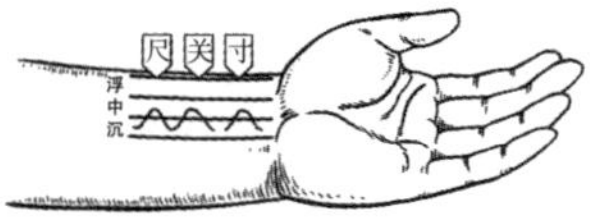
沉取沉脉，中取兼代脉	心肺气虚，心悸气短，水肿	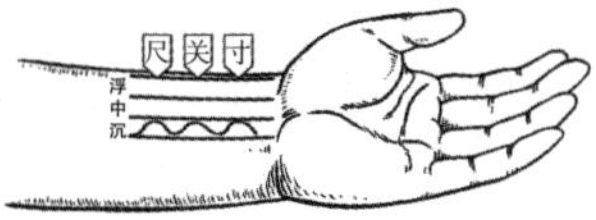	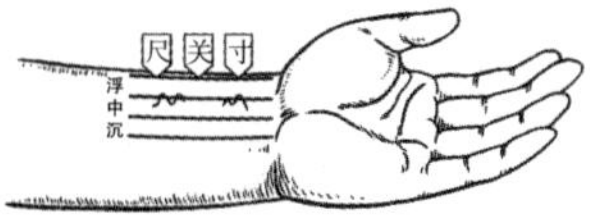
沉取沉脉，中取兼迟脉	里寒证，虚寒血冷，肾虚精寒	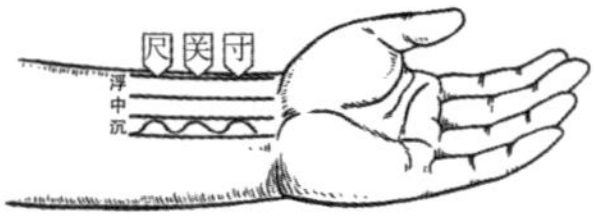	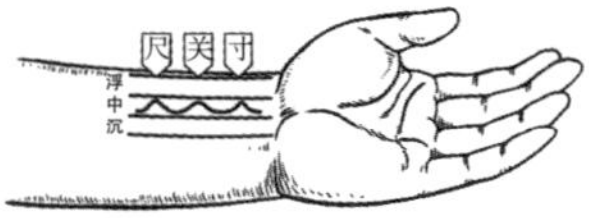
沉取沉脉，中取兼数脉	里热证，热极实火，虚劳	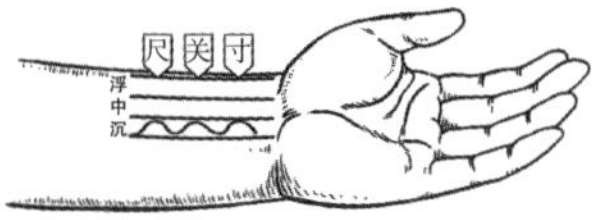	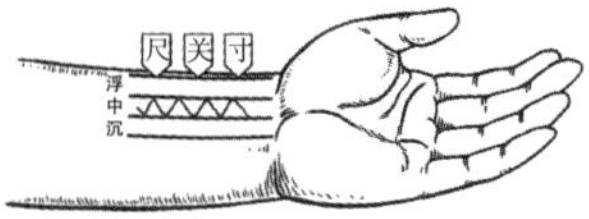

续表

切脉特点	主病	主脉图示	相兼脉图示
沉取沉脉，中取兼滑脉	里湿证。痰饮，宿食		
沉取沉脉，中取兼涩脉	血瘀血虚，气郁气虚，寒湿胎痛，肢寒遗精		
沉取沉脉，浮取兼虚脉	气虚里虚，遗精泄泻		

🔸 迟脉相兼脉与主病 🔸

迟脉一般以主脉出现，也有以兼脉出现，它除与数脉相对而不相兼外，亦与长、洪、微、革、濡、弱、散、伏、动、促、代脉基本上不相兼，而与其他脉象相兼的多达十余种。

切脉特点	主病	主脉图示	相兼脉图示
中取迟脉，中取、沉取相兼实脉	痛证。郁热或积滞		

续表

切脉特点	主病	主脉图示	相兼脉图示
中取迟脉并相兼短脉	寒积	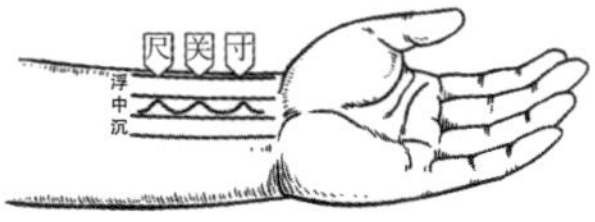	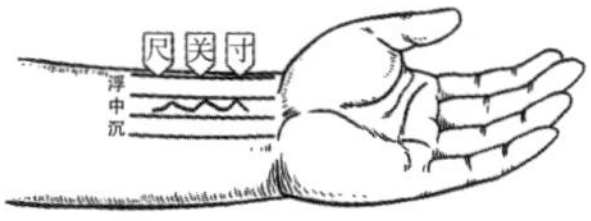
中取迟脉并相兼紧脉	阳虚寒证	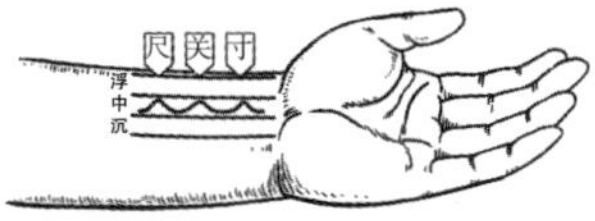	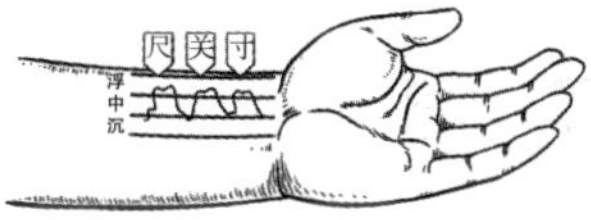
中取迟脉并相兼缓脉	寒湿，虚寒，伤湿	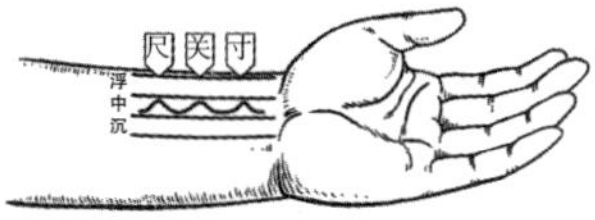	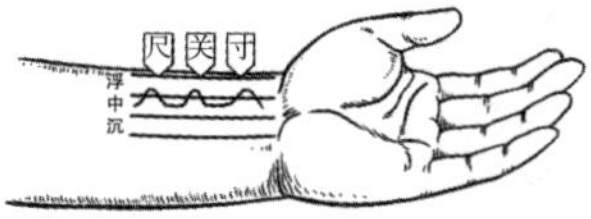
中取迟脉，浮取兼芤脉	气虚、亡血、失精	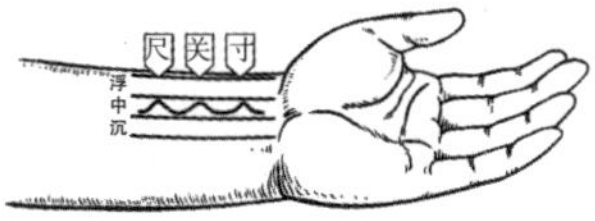	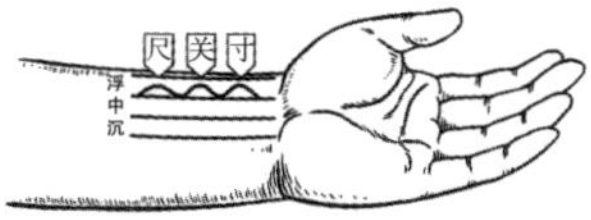
中取迟脉并相兼弦脉	多寒，胃寒，寒滞肝脉	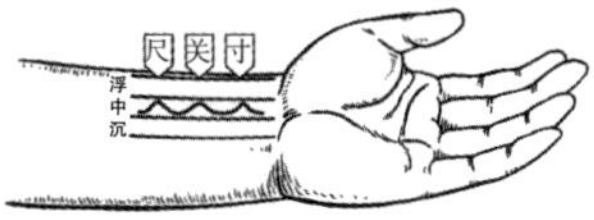	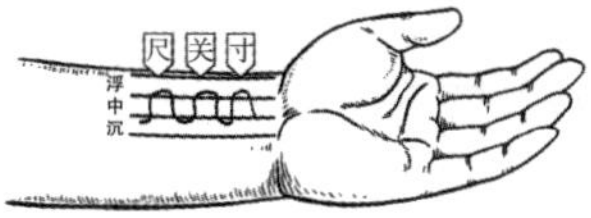
中取迟脉，沉取兼牢脉	痼冷寒积	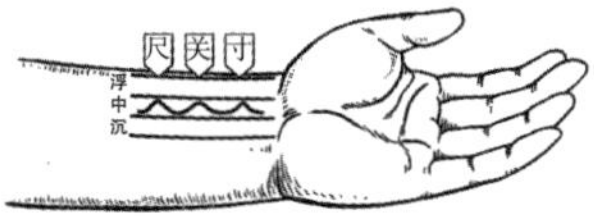	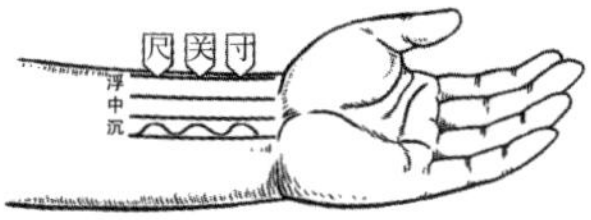

切脉特点	主病	主脉图示	相兼脉图示
中取迟脉并相兼细脉	真阳亏弱，气虚血少	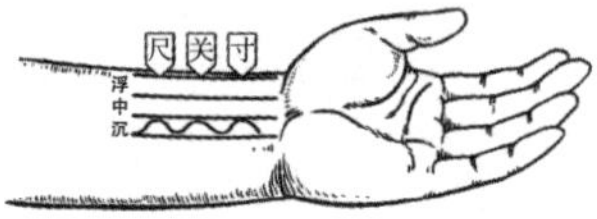	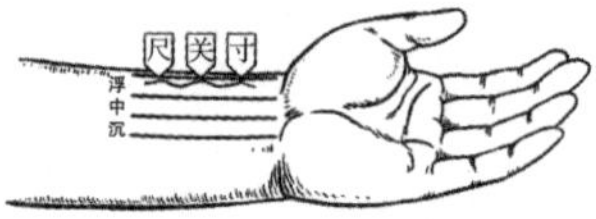
中取迟脉并相兼结脉	心阳不足，心悸怔忡	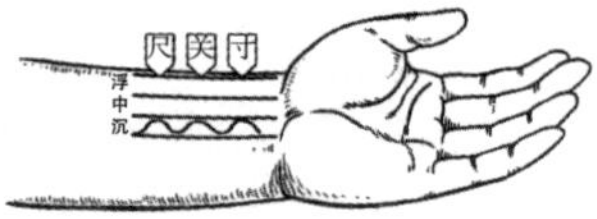	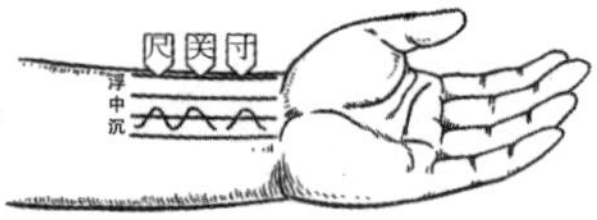
中取迟脉并相兼滑脉	气虚气滞，脘腹胀满	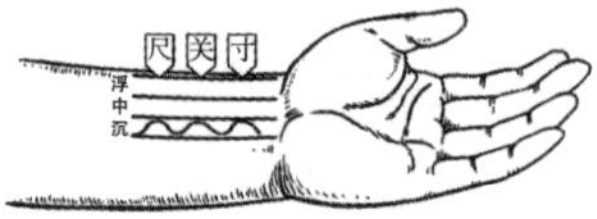	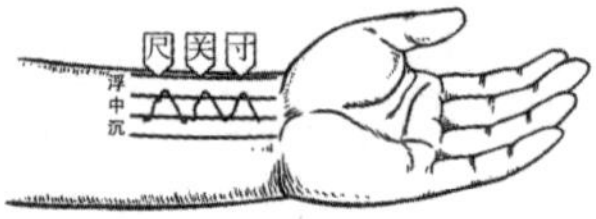
中取迟脉并相兼涩脉	中寒有微结，血少，血寒，血瘀	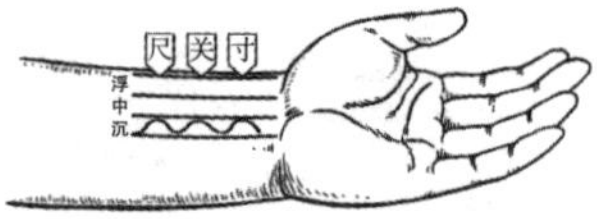	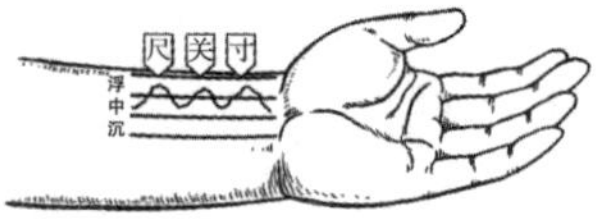
中取迟脉，浮取兼虚脉	阳虚，血虚，虚滞，消渴	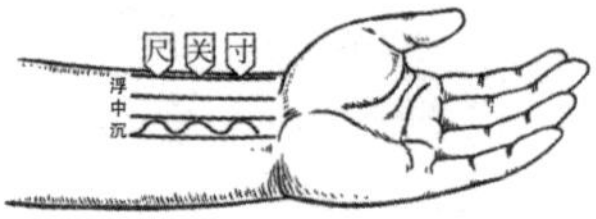	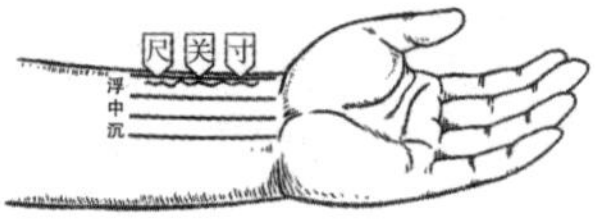

数脉相兼脉与主病

数脉为众多医家公认的纲脉之一。数脉一般以主脉出现，也有以兼脉出现，它除与迟脉相对而不相兼外，亦与缓、革、弱、散、伏、动脉基本上不相兼，而与其他脉象相兼的多达十余种。

切脉特点	主病	主脉图示	相兼脉图示
中取数脉，中取、沉取相兼实脉	实邪。脏腑实热，肺痈，中风	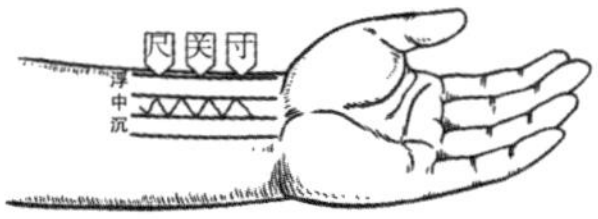	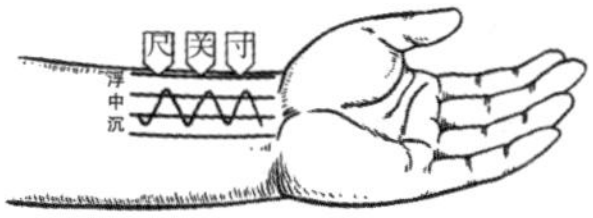
中取数脉并相兼长脉	实热。壮热不已	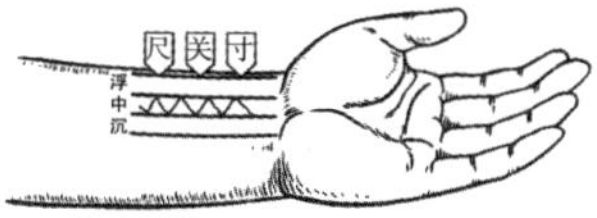	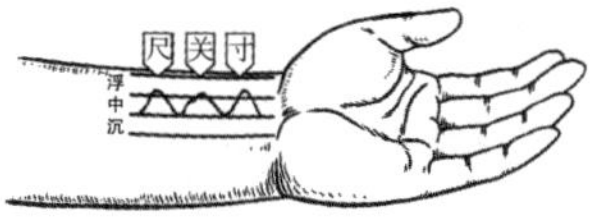
中取数脉并相兼短脉	心痛，心悸	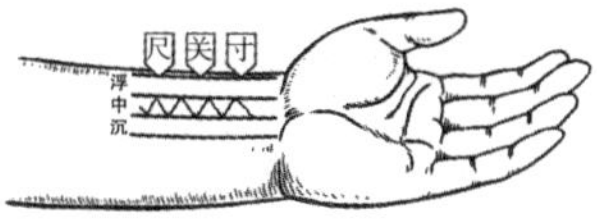	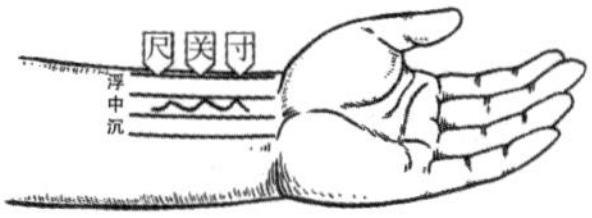
中取数脉并相兼洪脉	实热。疮疡脓肿	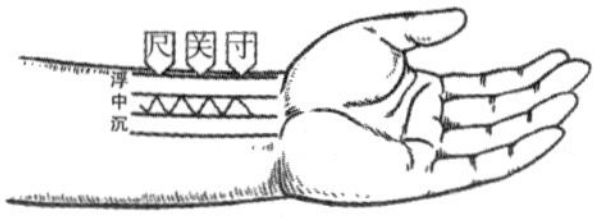	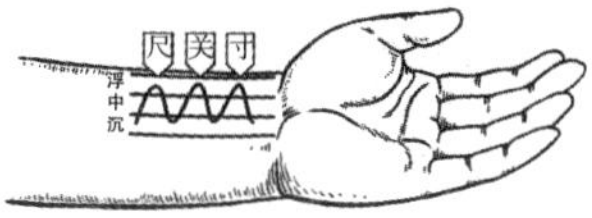
中取数脉并相兼微脉	气虚。阴虚有热，或余热未清	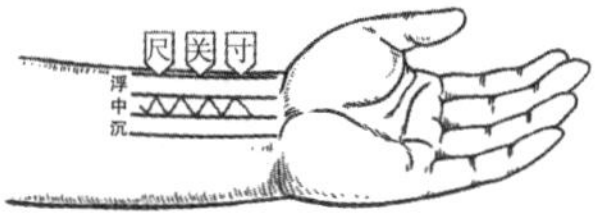	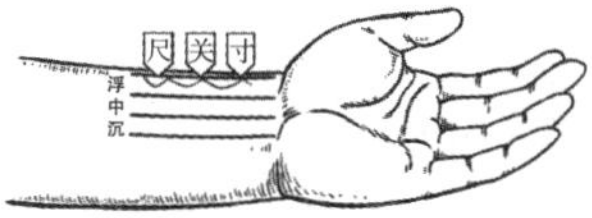

85

切脉特点	主病	主脉图示	相兼脉图示
中取数脉并相兼紧脉	寒热俱发，心烦胁痛，宿食吐逆，肠痈脓成		
中取数脉，浮取兼芤脉	肠内痈		
中取数脉并相兼弦脉	肝胆湿热，实热痰饮。肝阳上亢，眩晕，劳疟		
中取数脉，沉取兼牢脉	邪热蕴结		
中取数脉，浮取兼濡脉	虚热内扰，亦见于湿热袭表		
中取数脉并相兼细脉	阴虚有热		

续表

切脉特点	主病	主脉图示	相兼脉图示
中取数脉并相兼促脉	肺热痰涌，心经热盛	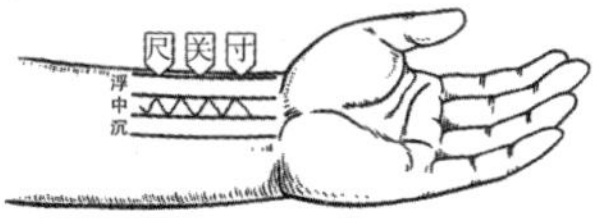	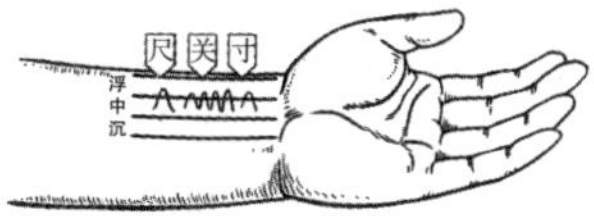
中取数脉并相兼结脉	阴虚内热	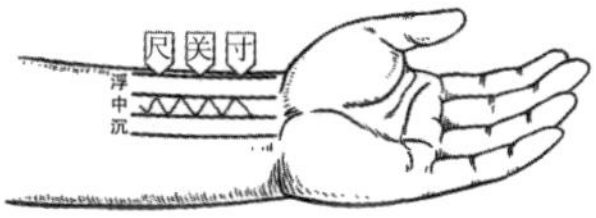	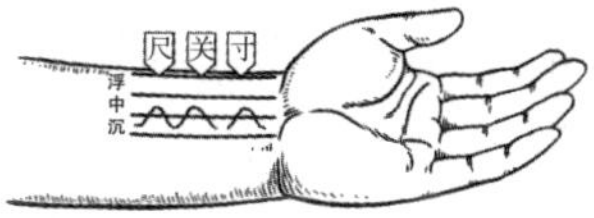
中取数脉并相兼代脉	心阴不足，心悸怔忡	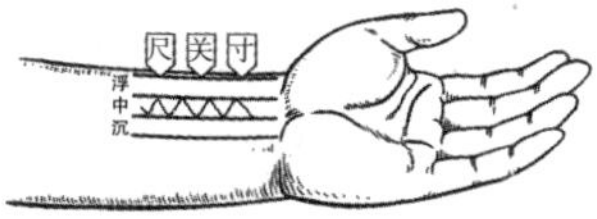	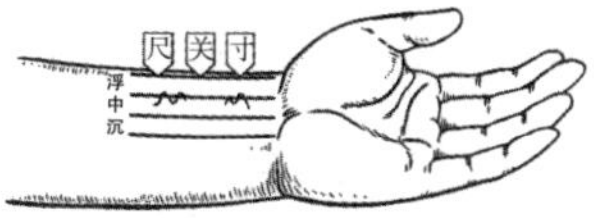
中取数脉并相兼滑脉	心胃积热，肺痈痰热，肠痈便秘	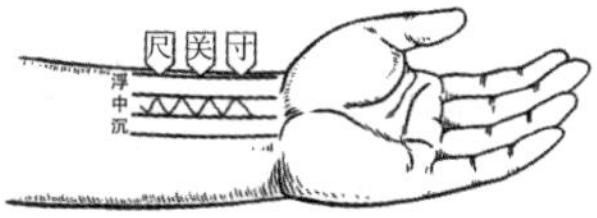	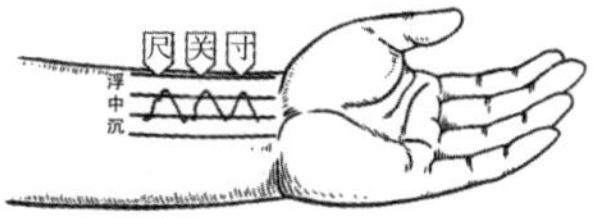
中取数脉并相兼涩脉	虚热失血，也可见于热灼阴血	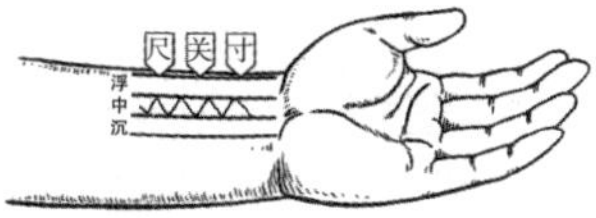	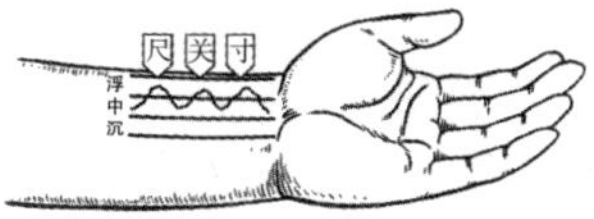
中取数脉，浮取兼虚脉	骨蒸发热，肺萎咳喘，虚火上炎，盗汗梦遗	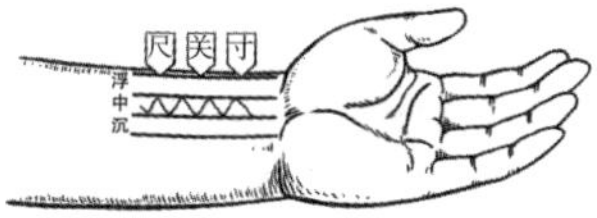	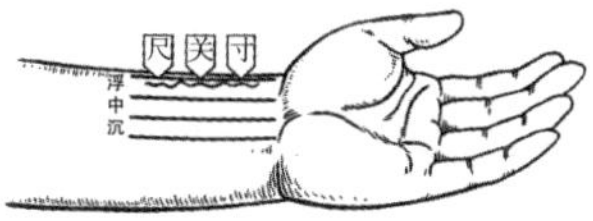

滑脉相兼脉与主病

滑脉有以主脉出现者，也有以兼脉出现者，它除与涩脉相对而不相兼外，亦与微、芤、革、牢、伏、动、结脉基本上不相兼，而与其他脉象相兼的多达十余种。

切脉特点	主病	主脉图示	相兼脉图示
中取滑脉并相兼短脉	气机阻塞，水饮上逆，酒伤，宿食		
中取滑脉并相兼洪脉	痰热热毒，咳喘眩晕，温热病		
中取滑脉并相兼紧脉	蛔动，吐逆。兼沉肺实咳嗽		
中取滑脉并相兼缓脉	气虚痰厥		
中取滑脉并相兼弦脉	肝阳头痛，肝胆湿热，痰饮，食积		

续表

切脉特点	主病	主脉图示	相兼脉图示
中取滑脉，浮取兼濡脉	痰湿犯肺，咳嗽、眩晕		
中取滑脉，沉取兼弱脉	肾气不足，湿热下注，癃闭、泄泻		
中取滑脉，浮取兼散脉	元气离散，痰浊闭窍，如中风重证		
中取滑脉并相兼细脉	阴虚有痰，体虚伤饮		
中取滑脉并相兼促脉	肺热痰涌，宿食壅滞		
中取滑脉并相兼代脉	心气亏虚，痰瘀结胸		

89

切脉特点	主病	主脉图示	相兼脉图示
中取滑脉，浮取兼虚脉	阴虚夹痰，骨蒸劳热	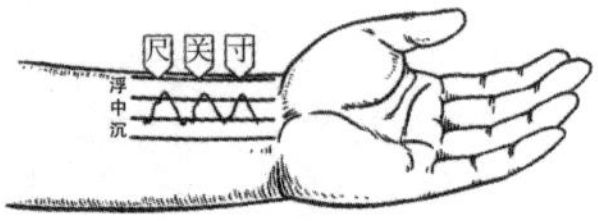	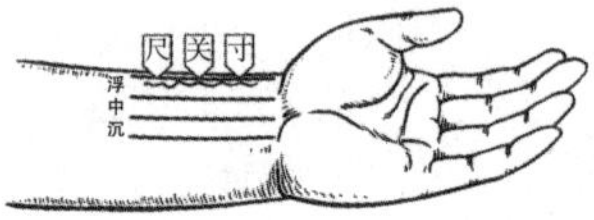
中取滑脉，中取、沉取相兼实脉	痰热壅盛，宿食郁热，膀胱湿热	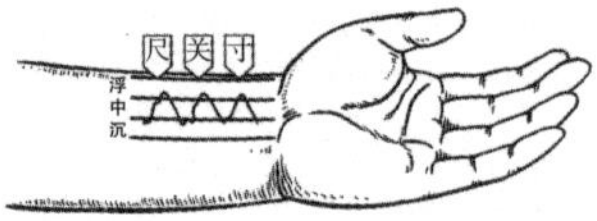	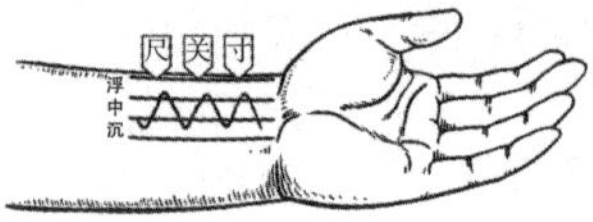
中取滑脉并相兼长脉	伤于酒食	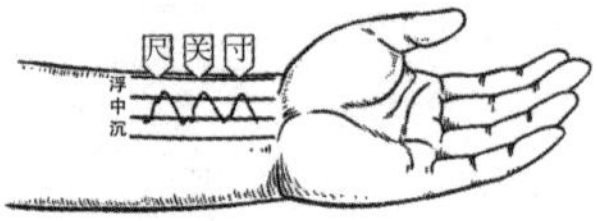	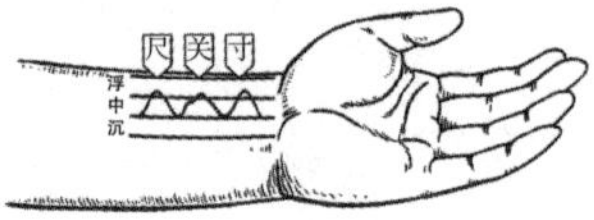

涩脉相兼脉与主病

涩脉有以主脉出现，也有以兼脉出现，它除与滑脉相对而不相兼外，亦与洪、革、牢、濡、散脉基本上不相兼，而与其他脉象相兼的多达十余种。

切脉特点	主病	主脉图示	相兼脉图示
中取涩脉，浮取兼虚脉	房劳伤肾，心血虚，死血	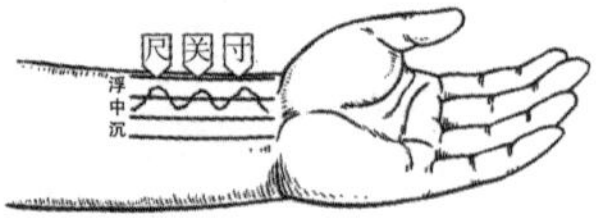	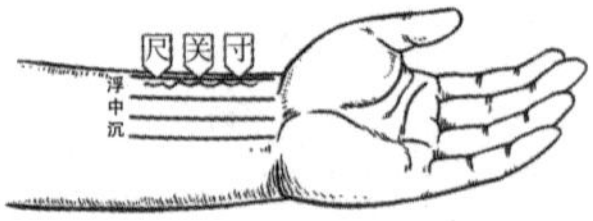

续表

切脉特点	主病	主脉图示	相兼脉图示
中取涩脉并相兼缓脉	血少，血伤，脾胃气虚，精寒不育	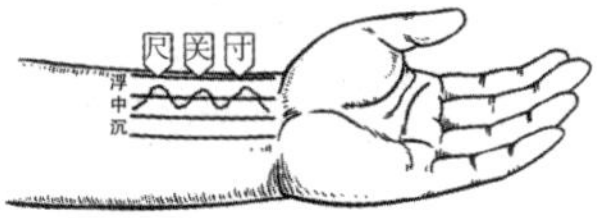	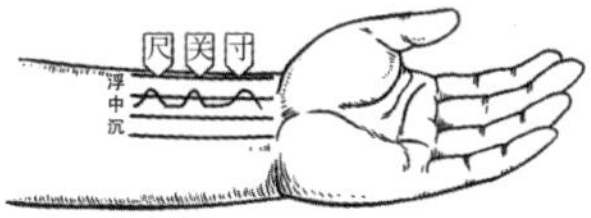
中取涩脉，浮取兼芤脉	淤血，中毒，淤积阻滞	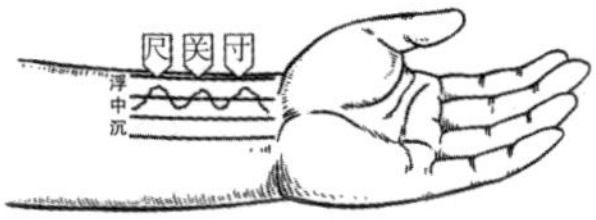	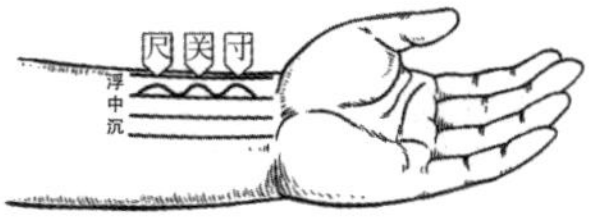
中取涩脉并相兼弦脉	气滞腹痛	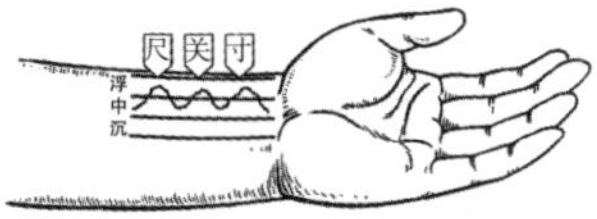	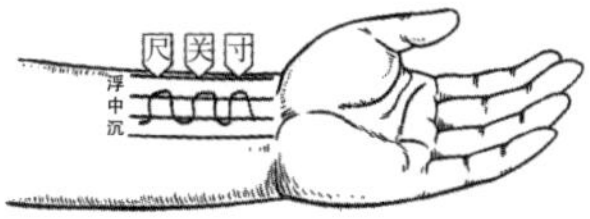
中取涩脉，沉取兼弱脉	遗精，气血交败	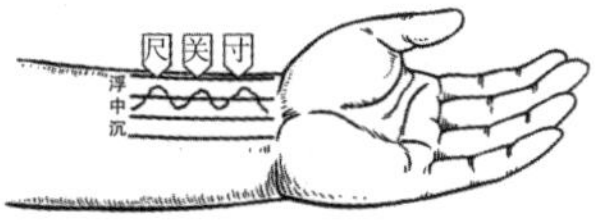	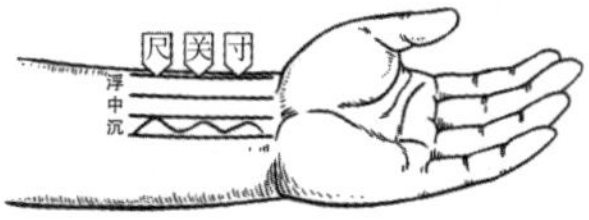
中取涩脉并相兼细脉	兼数虚劳。闭经，贫血，血瘀头痛、偏头痛等	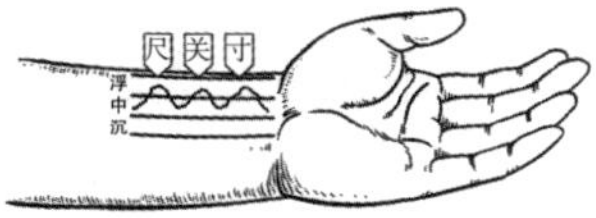	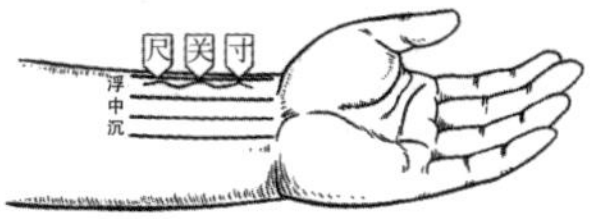
中取涩脉，沉取兼伏脉	吐逆	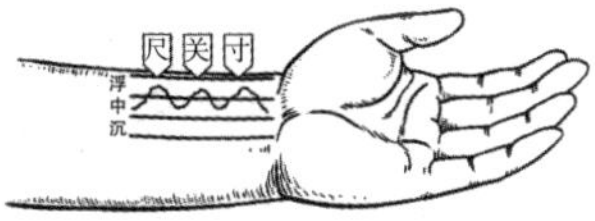	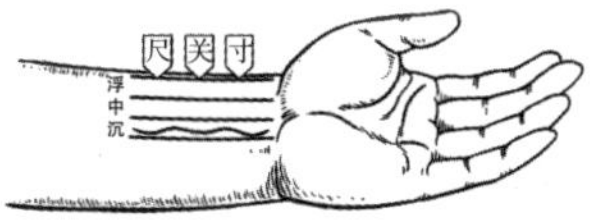

切脉特点	主病	主脉图示	相兼脉图示
中取涩脉并相兼动脉	肝郁气滞，血行不畅	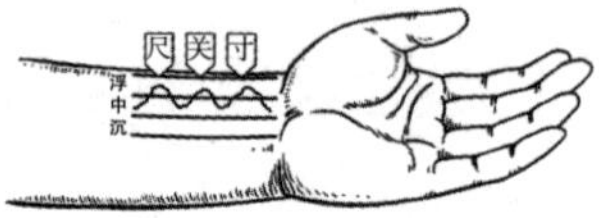	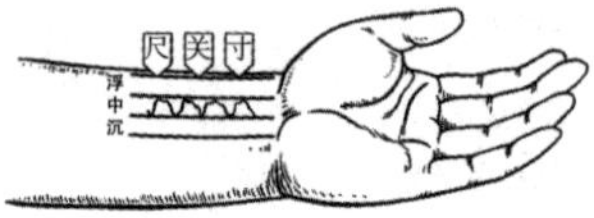
中取涩脉并相兼促脉	血气郁滞	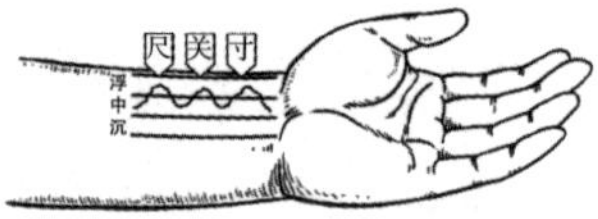	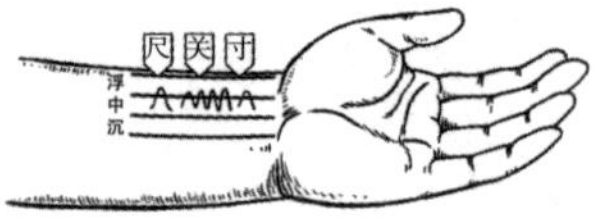
中取涩脉并相兼结脉	气虚血涩，兼代心悸	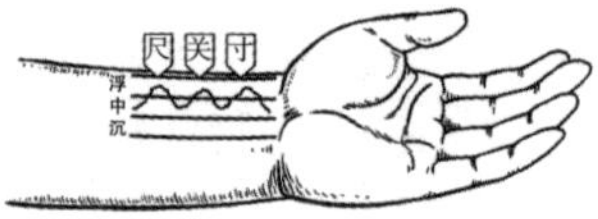	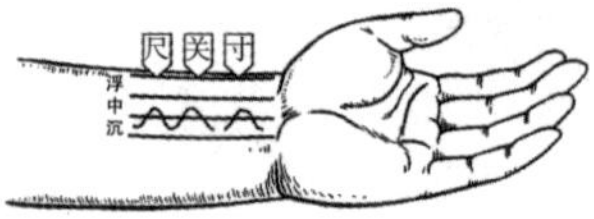
中取涩脉并相兼代脉	血瘀胸痛。兼结心悸	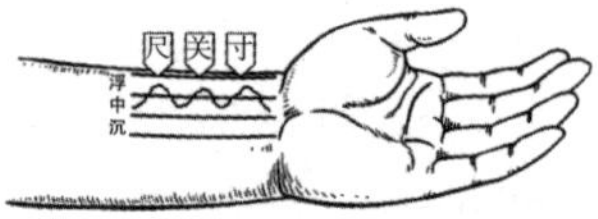	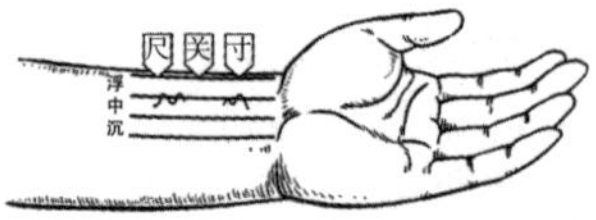
中取涩脉，中取、沉取相兼实脉	肺气郁塞，胃中实热	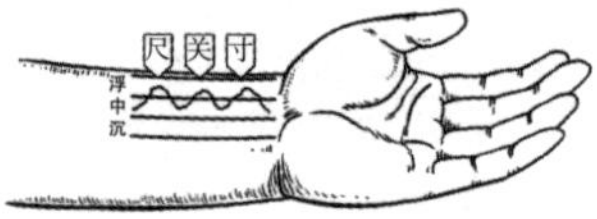	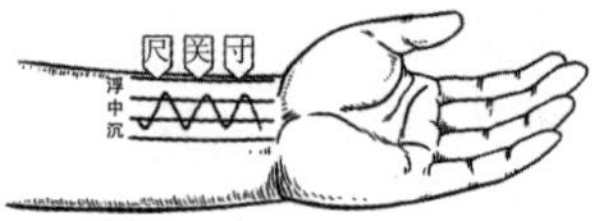
中取涩脉并相兼长脉	食腐所伤	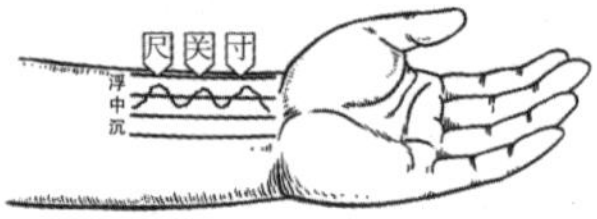	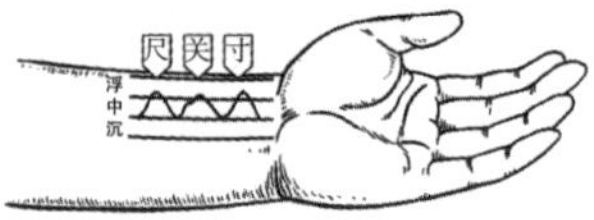

续表

切脉特点	主病	主脉图示	相兼脉图示
中取涩脉并相兼短脉	肺痛，血少。兼酒肉伤神	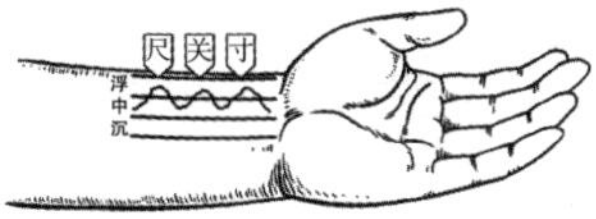	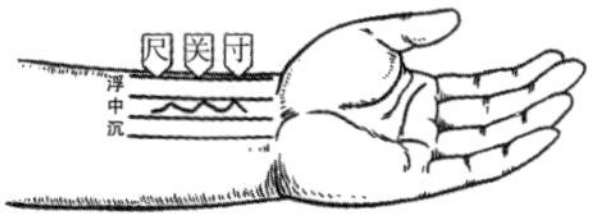
中取涩脉并相兼微脉	气滞宿食，亡血。兼沉蓄血在中，兼弱遗精白浊	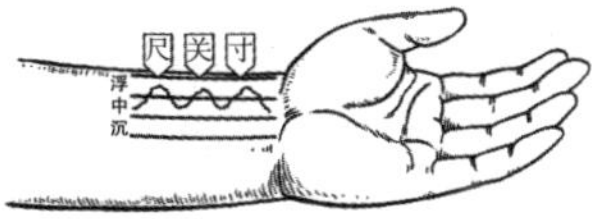	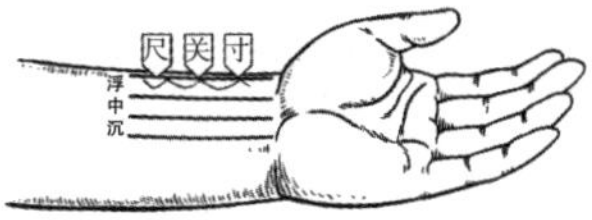
中取涩脉并相兼紧脉	痹病，寒湿，气血郁结	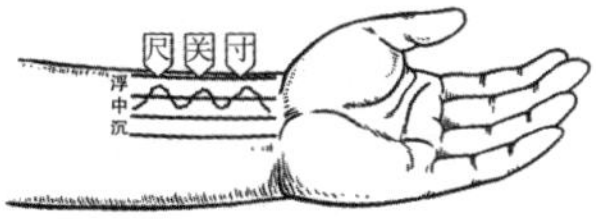	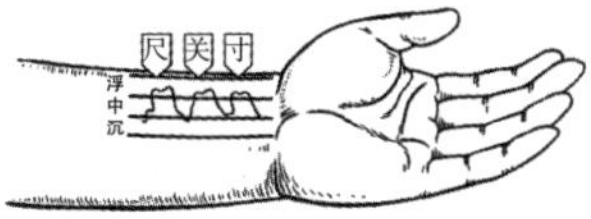

❀ 虚脉相兼脉与主病 ❀

虚脉有以主脉出现，也有以兼脉出现，它除与实脉相对而不相兼外，亦与长、短、微、洪、紧、缓、革、牢、濡、散、伏、动、促、结脉基本上不相兼，而与其他脉象相兼的多达十余种。

切脉特点	主病	主脉图示	相兼脉图示
浮取虚脉，中取兼洪脉	气虚，泄泻，下焦病证。热盛阴虚	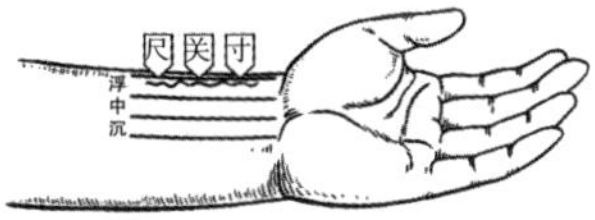	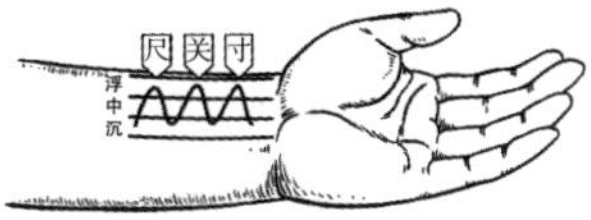

切脉特点	主病	主脉图示	相兼脉图示
浮取虚脉，沉取兼弱脉	气血两虚，劳极诸虚，兼细微盗汗、出汗	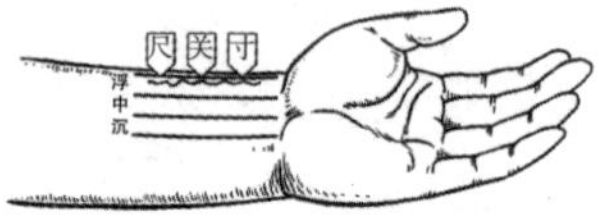	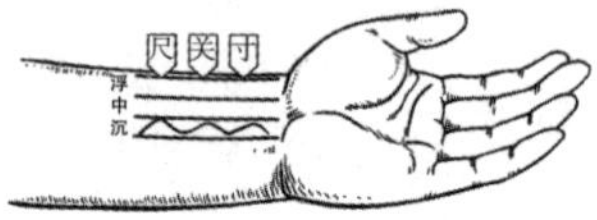
浮取虚脉，中取兼细脉	血虚，气冷	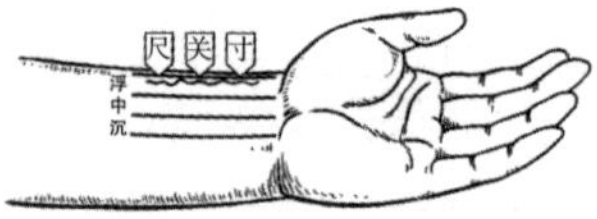	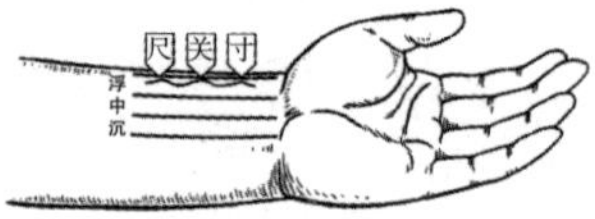
浮取虚脉，中取兼代脉	心气虚胸痛	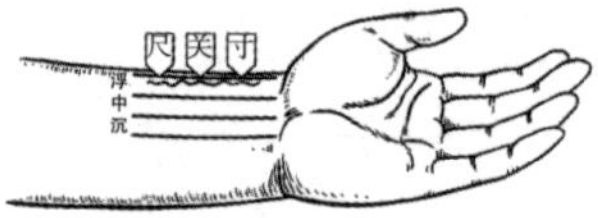	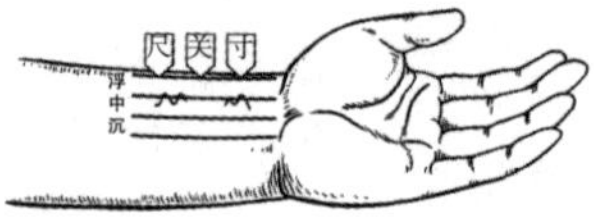
浮取虚脉并相兼芤脉	气虚失血。兼弦血虚，兼迟亡血失精，兼数阴血两虚	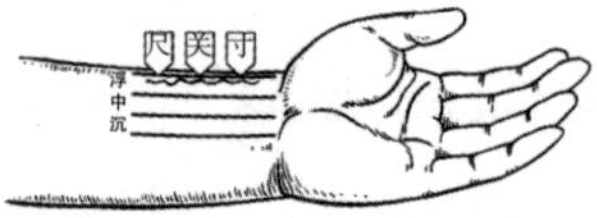	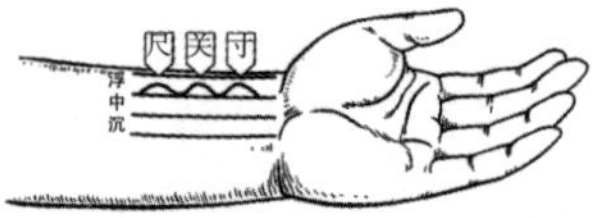
浮取虚脉，中取兼弦脉	血虚肝郁。兼芤血亏，兼急癫病	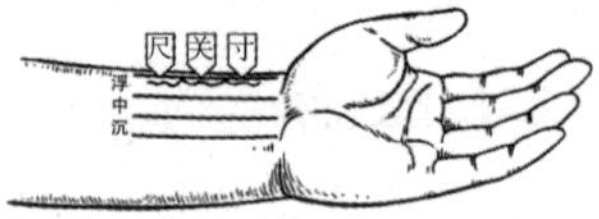	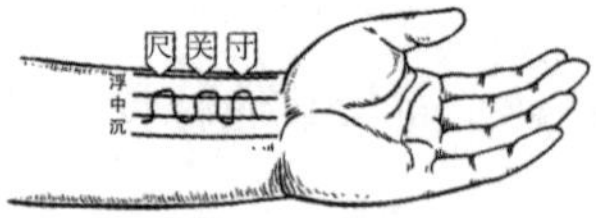

实脉相兼脉与主病

实脉有以主脉出现，也有以兼脉出现，它除与虚脉相对而不相兼外，亦与微、缓、芤、革、濡、弱、散、伏、动、结、代脉基本上不相兼，而与其他脉象相兼的多达十余种。

切脉特点	主病	主脉图示	相兼脉图示
沉、中取实脉，中取兼长脉	热邪壅滞，阳盛阴衰	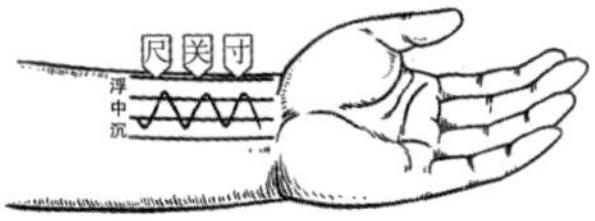	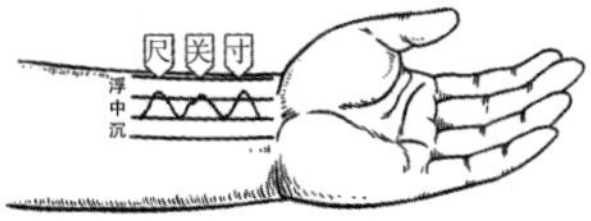
沉、中取实脉，中取兼紧脉	胃寒不食，寒积稽留，痃癖阻结，或胃热，下利腰痛	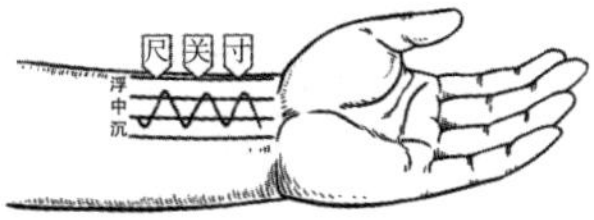	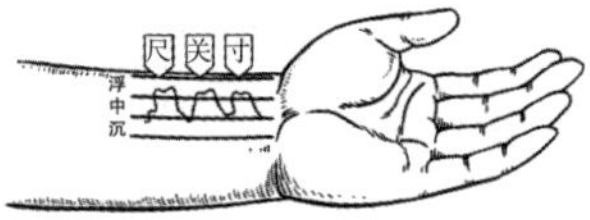
沉、中取实脉，中取兼弦脉	肝郁、寒痛，诸经痛滞	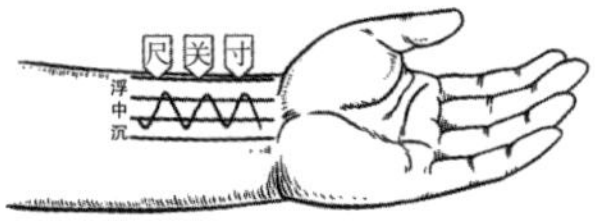	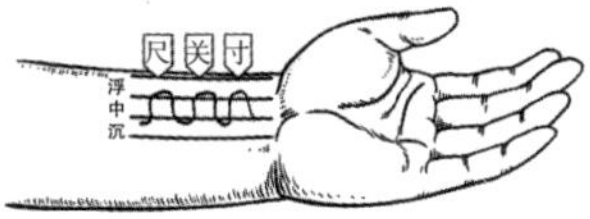
沉、中取实脉，沉取兼牢脉	阴寒内痼	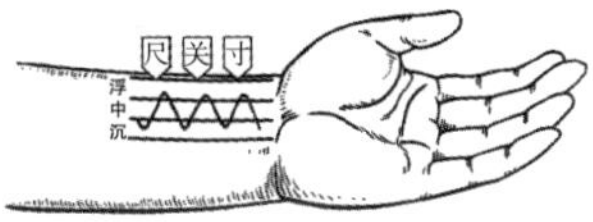	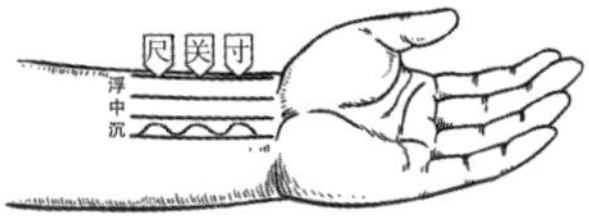
沉、中取实脉，中取兼细脉	寒积内生，或虚寒	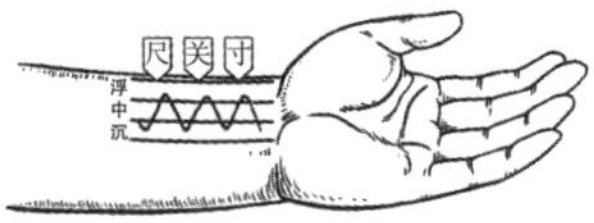	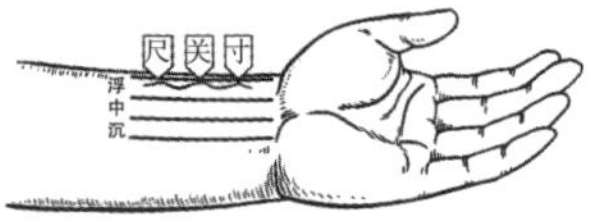

切脉特点	主病	主脉图示	相兼脉图示
沉、中取实脉，中取兼促脉	热盛	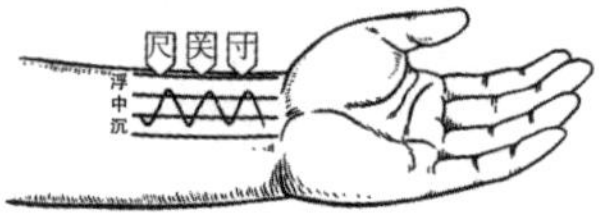	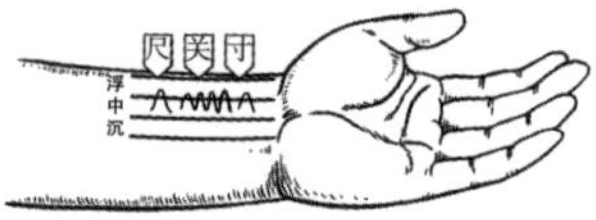
沉、中取实脉，中取兼短脉	脘腹痞积	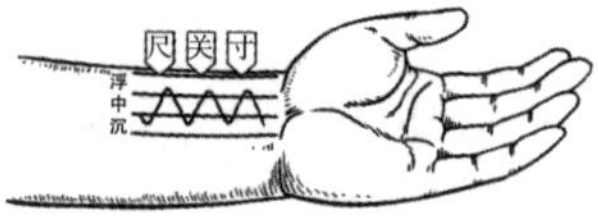	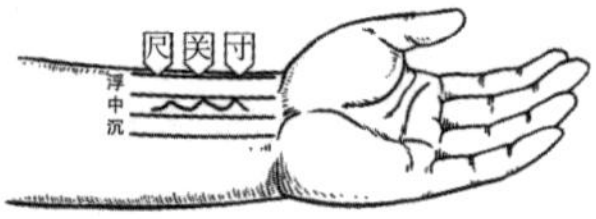
沉、中取实脉，中取兼洪脉	实热之证，癫狂。兼弦关格	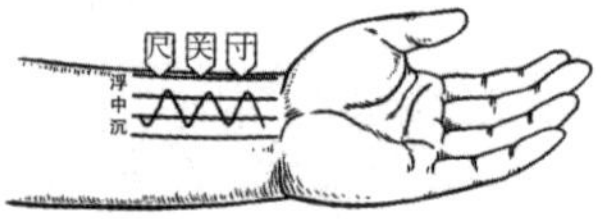	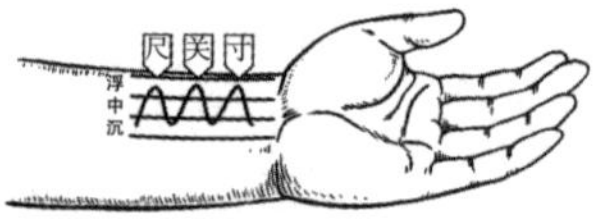

第八章 脉象口诀
——他山之石，可以攻玉

晋·王叔和《脉经》细分为二十四脉，明·李时珍《濒湖脉学》增为二十七脉，明·李中梓《诊家正眼》增为二十八脉。《诊家正眼》中二十八脉脉象与主病歌诀可以给我们提供更加丰富的脉象理解。

浮　脉

【体象歌】浮在皮毛，如水漂木；举之有余，按之不足

【主病歌】浮脉为阳，其病在表。寸浮伤风。头痛鼻塞；左关浮者，
　　　　　风在中焦；右关浮者，风痰在膈；尺脉得之，下焦风客，
　　　　　小便不利，大便秘涩

【兼脉歌】无力表虚，有力表实。浮紧风寒，浮迟中风；浮数风热，
　　　　　浮缓风湿。浮芤失血，浮短气病；浮洪虚热，浮虚暑惫；
　　　　　浮涩血伤，浮濡气败

沉　脉

【体象歌】沉行筋骨，如水投石；按之有余，举之不足

【主病歌】沉脉为阴，其病在里。寸沉短气，胸痛引胁；或为痰饮。

或 水与血。关主中寒，因而痛结；或为满闷，吞酸筋急。
尺主背痛，亦主腰膝。阴下湿痒。淋浊痢泄

【兼脉歌】无力里虚，有力里实。沉迟痼冷，沉数内热；沉滑痰饮，
沉涩血结；沉弱虚衰，沉牢坚积；沉紧冷疼，沉缓寒湿

☯ 迟 脉 ☯

【体象歌】迟脉属阴，象为不及；往来迟慢，三至一息

【主病歌】迟脉主脏，其病为寒。寸迟上寒，心痛停凝；关迟中寒，
癥结挛筋；尺迟火衰，溲便不禁，或病腰足，疝痛牵阴

【兼脉歌】有力积冷，无力虚寒。浮迟表冷，沉迟里寒；迟涩血少，
迟缓湿寒；迟滑胀满，迟微难安

☯ 数 脉 ☯

【体象歌】数脉属阳，象为太过；一息六至，往来越度

【主病歌】数脉主腑，其病为热。寸数喘咳，口疮肺痈；关数胃热，
邪火上攻；尺数相火，遗浊淋癃

【兼脉歌】有力实火，无力虚火。浮数表热，沉数里热。阳数君火，
阴数相火。右数火亢，左数阴戕

☯ 滑 脉 ☯

【体象歌】滑脉替替，往来流利；盘珠之形，荷露之义

【主病歌】滑脉为阳，多主痰涎。寸滑咳嗽。胸满吐逆；关滑胃热，

雍气伤食；尺滑病淋，或为痢积，男子溺血，妇人经郁

【兼脉歌】浮滑风痰，沉滑痰食。滑数痰火，滑短气塞。滑而浮大，
　　　　　尿则阴痛。滑而浮散，中风瘫痪。滑而冲和，娠孕可决

☯ 涩　脉 ☯

【体象歌】涩脉蹇滞，如刀刮竹；迟细而短，三象俱足

【主病歌】涩为血少，亦主精伤。寸涩心痛，或为怔忡。关涩阴虚，
　　　　　因而中热；右关土虚，左关胁胀。尺涩遗淋，血利可决；
　　　　　孕为胎病，无孕血竭

【兼脉歌】涩而坚大，为有实热；涩而虚软，虚火炎灼

☯ 虚　脉 ☯

【体象歌】虚合四形，浮大迟软；及乎寻按，几不可见

【主病歌】虚主血虚。又主伤暑。左寸心亏，惊悸怔忡；右寸肺亏，
　　　　　自汗气怯。左关肝伤，血不营筋；右关脾寒，食不消化。
　　　　　左尺水衰，腰膝痿痹；右尺火衰，寒证蜂起

【体象歌】实脉有力，长大而坚；应指愊愊，三候皆然

☯ 实　脉 ☯

【主病歌】血实脉实，火热壅结。左寸心劳，舌强气涌；右寸肺病，
　　　　　呕逆咽疼。左关见实，肝火胁痛；右关见实，中满气疼。
　　　　　左尺见之，便闭腹疼；右尺见之，相火亢逆

【兼脉歌】实而且紧，寒积稽留。实而且滑，痰凝为祟

99

☯ 长　脉 ☯

【体象歌】长脉迢迢，首尾俱端；直上直下，如循长竿

【主病歌】长主有余，气逆火盛。左寸见长，君火为病；右寸见长，
满逆为定。左关见长，木实之殃；右关见长，土郁胀闷。
左尺见之，奔豚冲兢；右尺见长，相火专令

☯ 短　脉 ☯

【体象歌】短脉涩小，首尾俱俯；中间突起，不能满部

【主病歌】短主不及，为气虚证。短居主寸，心神不定；短见右寸，
肺虚头痛。短在左关，肝气有伤；短在右关，膈间为殃。
左尺短时，少腹必疼；右尺短时，真火不隆

☯ 洪　脉 ☯

【体象歌】洪脉极大，状如洪水；来盛去衰，滔滔满指

【主病歌】洪为盛满，气壅火亢。左寸洪大，心烦舌破；右寸洪大，
胸满气逆。左关见洪，肝木太过；右关见洪，脾土胀热。
左尺洪兮，水枯便难；右尺洪兮，龙火燔灼

☯ 微　脉 ☯

【体象歌】微脉极细，而又极软；似有若无，欲绝非绝

【主病歌】微脉模糊，气血大衰。左寸惊怯，右寸气促。左关寒挛，
右关胃冷。左尺得微，髓竭精枯；右尺得微，阳衰命绝

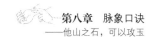

细　脉

【体象歌】细直而软，累累萦萦；状如丝线，较显于微

【主病歌】细主气衰，诸虚劳损。细居左寸，怔忡不寐；细在右寸，
　　　　呕吐气怯。细入左关，肝阴枯竭；细入右关，胃虚胀满。
　　　　左尺若细，泄痢遗精；右尺若细，下元冷惫

濡　脉

【体象歌】濡脉细软，见于浮分；举之乃见，按之即空

【主病歌】濡主阴虚，髓绝精伤。左寸见濡，健忘惊悸；右寸见濡，
　　　　腠虚自汗。左关逢之，血不营筋；右关逢之，脾虚湿浸。
　　　　左尺得濡，精血枯损；右尺得之，火败命乖

弱　脉

【体象歌】弱脉细小，见于沉分；举之则无，按之乃得

【主病歌】弱为阳陷，真气衰弱。左寸心虚，惊悸健忘；右寸肺虚，
　　　　自汗短气。左关木枯，必苦挛急；右关土寒，水谷之疴。
　　　　左尺弱形，涸流可征；右尺弱见，阳陷可验

紧　脉

【体象歌】紧脉有力，左右弹指；如绞转索，如切紧绳

【主病歌】紧主寒邪，又主诸痛。左寸逢紧，心满急痛；右寸逢紧，
　　　　伤寒喘嗽。左关人迎，浮紧伤寒；右关气口，沉紧伤食。

左尺见之，脐下痛极；右尺见之，奔豚疝疾

缓 脉

【体象歌】缓脉四至，来往和匀；微风轻飏，初春杨柳

【主病歌】缓为胃气，不主于病；取其兼见，方可断证。浮缓风伤，
沉缓寒湿。缓大风虚，缓细湿痹。缓涩脾薄，缓弱气虚。
右寸浮缓，风邪所居；左寸涩缓，少阴血虚。左关浮缓，
肝风内鼓；右关沉缓。士弱湿侵。左尺缓涩，精宫不及；
右尺缓细，真阳衰极

弦 脉

【体象歌】弦如琴弦，轻虚而滑；端直以长，指下挺然

【主病歌】弦为肝风，主痛主疟，主痰主饮。弦在左寸，心中必痛；
弦在右寸，胸及头疼。左关弦兮，痰疟癥瘕；右关弦兮，
胃寒膈痛。左尺逢弦。饮在下焦；右尺逢弦，足挛疝痛

【兼脉歌】浮弦支饮，沉弦悬饮。弦数多热，弦迟多寒。弦大主虚，
弦细拘急。阳弦头痛，阴弦腹痛。单弦饮癖，双弦寒痼

动 脉

【体象歌】动无头尾，其动如豆；厥厥动摇，必兼滑数

【主病歌】动脉主痛，亦主于惊。左寸得动，惊悸可断；右寸得动，
自汗无疑。左关若动，惊及拘挛；右关若动，心脾疼痛。

左尺见之，亡精为病；右尺见之，龙火奋迅

❀ 促 脉 ❀

【体象歌】促为急促，数时一止；如趋而蹶，进则必死

【主病歌】促因火亢，亦由物停。左寸见促，心火炎炎；右寸见促，

肺鸣咯咯。促见左关，血滞为殃；促居右关，脾宫食滞。

左尺逢之，滑堪忧；右尺逢之，灼热为灾

❀ 结 脉 ❀

【体象歌】结为凝结，缓时一止；徐行而怠，颇得其旨

【主病歌】结属阴寒，亦由凝积。左寸心寒，疼痛可决；右寸肺虚，

气寒凝结；左关结见，疝瘕必现；右关结形，痰滞食停。

左尺结兮，痿躄之疴；右尺结兮，阴寒为楚

❀ 代 脉 ❀

【体象歌】代为禅代，止有常数；不能自还，良久复动

【主病歌】代主脏衰，危恶之候。脾土败坏，吐利为咎；中寒不食，

腹疼难救。两动一止，三四日死；四动一止，六七日死。

次第推求，不失经旨

❀ 革 脉 ❀

【体象歌】革大弦急，浮取即得；按之乃空，浑如鼓革

【主病歌】革主表寒，亦属中虚。左寸之革，心血虚痛；右寸之革，

金衰气壅。左关遇之，疝瘕为祟；右关遇之，土虚为疼。

左尺诊革，精空可必；右尺诊革，殒命为忧。女人得之，

半产漏下

❀ 牢 脉 ❀

【体象歌】牢在沉分，大而弦实；浮中二候，了不可得

【主病歌】牢主坚积。病在于内。左寸之牢，伏梁为病；右寸之牢，

息贲可定。左关见牢，肝家血积；右关见牢，阴寒痃癖。

左尺牢形，奔豚为患；右尺牢形，疝瘕痛甚

❀ 散 脉 ❀

【体象歌】散脉浮乱，有表无里；中候渐空，按则绝矣

【主病歌】散为本伤，见则危殆。左寸之散，怔忡不寐；右寸之散，

自汗淋漓。左关之散，当有溢饮；右关之散，胀满蛊疾。

居于左尺，北方水竭；右尺得之，阳消命绝

❀ 芤 脉 ❀

【体象歌】芤乃草名，绝类慈葱；浮沉俱有，中候独空

【主病歌】芤脉中空，故主失血。左寸呈芤，心主丧血；右寸呈芤。

相搏阴伤。芤入左关，肝血不藏；芤现右关，脾血不摄。

左尺如芤，便红为咎；右尺如芤，火炎精漏

伏 脉

【**体象歌**】伏为隐伏，更下于沉；推筋著骨，始得其形

【**主病歌**】伏脉为阴，受病入深。伏犯左寸，血郁之证；伏居右寸，
气郁之疴。左关值伏，肝血在腹；右关值伏，寒凝水谷。
左尺伏见，疝瘕可验；右尺伏藏，少火消亡

疾 脉

【**体象歌**】疾为急疾，数之至极；七至八至，脉流薄疾

【**主病歌**】疾为阳极，阴气欲竭；脉号离经，虚魂将绝；渐进渐疾，
且多殒灭。左寸居疾，勿戢自焚；右寸居疾，金被火乘。
左关疾也，肝阴已绝；右关疾也，脾阴消竭。左尺疾兮，
涸辙难濡；右尺疾兮。赫曦过极

附录：《濒湖脉学》原文

《濒湖脉学》　　作者：明·李时珍

脉学七言诀

【浮脉】

体状诗：浮脉惟从肉上行，如循榆荚似毛轻，三秋得令知无恙，久病逢之却可惊。

相类诗：浮如木在水中浮，浮大中空乃是芤，拍拍而浮是洪脉，来时虽盛去悠悠。浮脉轻平似捻葱，虚来迟大豁然空，浮而柔细方为濡，散似杨花无定踪。

主病诗：浮脉为阳表病居，迟风数热紧寒拘，浮而有力多风热，无力而浮是血虚。寸浮头痛眩生风，或有风痰聚在胸，关上土衰兼木旺，尺中溲便不流通。

【沉脉】

体状诗：水行润下脉来沉，筋骨之间软滑匀，女子寸分男子尺，四时如此号为平。

相类诗：沉帮筋骨自调匀，伏则推筋着骨寻，沉细如绵真弱脉，弦长实大是牢形。

主病诗：沉潜水蓄阴经病，数热迟寒滑有痰，无力而沉虚与气，沉而有力积并寒，寸沉痰郁水停胸，关主中寒痛不通，尺部浊遗并泻痢，肾虚腰及下元痌。

【迟脉】

体状诗：迟来一息至惟三，阳不胜阴气血寒，但把浮沉分表里，消阴须益火之原。

相类诗：脉来三至号为迟，小驶于迟作缓持，迟细而难知是涩，浮而迟大以虚推。

主病诗：迟司脏病或多痰，沉痼癥瘕仔细看，有力而迟为冷痛，迟而无力定虚寒。寸迟必是上焦寒，关主中寒痛不堪，尺是肾虚腰脚重，溲便不禁疝牵丸。

【数脉】

体状诗：数脉息间常六至，阴微阳盛必狂烦，浮沉表里分虚实，惟有儿童作吉看。

相类诗：数比平人多一至，紧来如数似弹绳，数而时止名为促，数在关中动脉形。

主病诗：数脉为阳热可知，只将君相火来医，实宜凉泻虚温补，肺病秋深却畏之。寸数咽喉口舌疮，吐红咳嗽肺生疡，当关胃火并肝火，尺属滋阴降火汤。

【滑脉】

体状诗：滑脉如珠替替然，往来流利却还前，

相类诗：莫将滑数为同类，数脉惟看至数间。

主病诗：滑脉为阳元气衰，痰生百病食生灾，上为吐逆下蓄血，女脉调时定有胎：寸滑膈痰生呕吐，吞酸舌强或咳嗽，当关宿食肝脾热，渴痢癫淋看尺部。

【涩脉】

体状诗：细迟短涩往来难，散止依稀应指间，如雨沾沙容易散，病蚕食叶慢而艰。

相类诗：参伍不调名曰涩，轻刀刮竹短而难，微似秒芒微软甚，浮沉不别有无间。

主病诗：涩缘血少或伤精，反胃亡阳汗雨淋，寒湿入营为血痹，女人非孕即无经。寸涩心虚痛对胸，胃虚胁胀查关中，尺为精血俱伤候，肠结溲淋或下红。

【虚脉】

体状诗：举之迟大按之松，脉状无涯类谷空，

相类诗：莫把芤虚为一例，芤来浮大似慈葱。

主病诗：脉虚身热为伤暑，自汗怔忡惊悸多，发热阴虚须早治，养营益气莫蹉跎。血不荣心寸口虚，关中腹胀食难舒，骨蒸痿痹伤精血，却在神门两部居。

【实脉】

体状诗： 浮沉皆得大而长，应指无虚幅幅强，热蕴三焦成壮火，通肠发汗始安康。

相类诗： 实脉浮沉有力强，紧如弹索转无常，须知牢脉帮筋骨，实大微弦更带长。

主病诗： 实脉为阳火郁成，发狂谵语吐频频，或为阳毒或伤食。大便不通或气疼。寸实应知面热风，咽疼舌强气填胸，当关脾热中宫满，尺实腰肠痛不通。

【长脉】

体状相类诗： 过于本位脉名长，弦则非然但满张。弦脉与长争较远，良工尺度自能量。

（实、牢、弦、紧兼长脉。）

主病诗： 长脉迢迢大小匀，反常为病似牵绳，若非阳毒癫痫病，即是阳明热势深。

【短脉】

体状相类诗： 两头缩缩名为短，涩短迟迟细且难。短涩而浮秋喜见，三春为贼有邪干。

（涩、微、动、结皆兼短脉。）

主病诗： 短脉惟于尺寸寻，短而滑数酒伤神，浮为血涩沉为痞，寸主头痛尺腹痛。

【洪脉】

体状诗： 脉来洪盛去还衰，满指滔滔应夏时，若在春秋冬月分，升阳散火莫狐疑。

相类侍： 洪脉来时拍拍然，去衰来盛似波澜，欲知实脉参差处，举按弦长幅
幅坚。

主病诗： 脉洪阳盛血应虚，相火炎炎热病居，胀满胃翻须早治，阴虚泄痢可
愁知。寸洪心火上焦炎，肺脉洪时金不堪。肝火胃虚关内察，肾虚
阴火尺中看。

【微脉】

体状诗： 微脉轻微瞥瞥乎，按之欲绝有如无。

相类诗： 微为阳弱细阴弱，细比于微略较粗。

主病诗： 气血微兮脉亦微，恶寒发热汗淋漓，男为劳极诸虚候，女作崩中带
下医。寸微气促或心惊，关脉微时胀满形，尺部见之精血弱，恶寒
消瘅痛呻吟。

【紧脉】

体状诗： 举如转索切如绳，脉象因之得紧名。总是寒邪来作寇，内为腹痛外
身疼。

相类诗： 见弦、实脉。

主病诗： 紧为诸痛主于寒，喘咳风痫吐冷痰，浮紧表寒须发越，沉紧温散自
然安。寸紧人迎气口分，当关心腹痛沉沉，尺中有紧为阴冷，定是
奔豚与疝疼。

【缓脉】

体状诗： 缓脉阿阿四至通，柳梢袅袅飔轻风，欲从脉里求神气，只在从容和
缓中。

相类诗：见迟脉。

主病诗：缓脉营衰卫有余，或风或湿或脾虚，上为项强下痿痹，分别浮沉大
　　　　小区。寸缓风邪项背拘，关为风眩胃家虚，神门濡泄或风秘，或是
　　　　蹒跚足力迁。

【芤脉】

体状诗：芤形浮大轻如葱，边实须知内已空，火犯阳经血上溢，热侵阴络下
　　　　流红。

相类诗：中空旁实乃为芤，浮大而迟虚脉呼，芤更带弦名曰革，芤为失血革
　　　　血虚。

主病诗：寸芤积血在于胸，关里逢芤肠胃痈，尺部见之多下血，赤淋红痢漏
　　　　崩中。

【弦脉】

体状诗：弦脉迢迢端直长，肝经木旺土应伤，怒气满胸常欲叫，翳蒙瞳子泪
　　　　淋浪。

相类诗：弦来端直似丝弦，紧则如绳左右弹，紧言其力弦言象，牢脉弦长沉
　　　　伏间。

主病诗：弦应东方肝胆经，饮痰寒热疟缠身，浮沉迟数须分别，大小单双有
　　　　重轻。寸弦头痛膈多痰，寒热癥瘕查左关，关右胃寒心腹痛，尺中
　　　　阴疝脚拘挛。

【革脉】

体状诗：革脉形如按鼓皮，芤弦相合脉寒虚。女人半产并崩漏，男子营虚或
　　　　梦遗。

相类诗：见芤、牢脉。

【牢脉】

体状相类诗：弦长实大脉牢坚，牢位常居沉伏间。革脉芤弦自浮起，革虚牢
实要详看。

主病诗：寒则牢坚里有余，腹心寒痛木乘脾，疝癫癥瘕何愁也，失血阴虚却
忌之。

【濡脉】

体状诗：濡形浮细按须轻，水面浮绵力不禁，病后产中犹有药，平人若见是
无根。

相类诗：浮而柔细知为濡，沉细而柔作弱持，微则浮微如欲绝，细来沉细近
于微。

主病诗：濡为亡血阴虚病，髓海丹田暗已亏，汗雨夜来蒸入骨，血山崩倒湿
侵脾。寸濡阳微自汗多，关中其奈气虚何，尺伤精血虚寒甚，温补
真阴可起痾。

【弱脉】

体状诗：弱来无力按之柔，柔细而沉不见浮，阳陷入阴精血弱，白头犹可少
年愁。

相类诗：见濡脉。

主病诗：弱脉阴虚阳气衰，恶寒发热骨筋痿，多惊多汗精神减，益气调营急
早医。寸弱阳虚病可知，关为胃弱与脾衰，欲求阳陷阴虚病，须把
神门两部推。

【散脉】

体状诗： 散似杨花散漫飞，去来无定至难齐，产为生兆胎为堕，久病逢之不必医。

相类诗： 散脉无拘散漫然，濡来浮细水中绵，浮而迟大为虚脉，芤脉中空有两边。

主病诗： 左寸怔忡右寸汗，溢饮左关应软散，右关软散胻胕肿，散居两尺魂应断。

【细脉】

体状诗： 细来累累细如丝，应指沉沉无绝期，春夏少年俱不利，秋冬老弱却相宜。

相类诗： 见微、濡脉。

主病诗： 细脉萦萦血气衰，诸虚劳损七情乖，若非湿气侵腰肾，即是伤精汗泄来。寸细应知呕吐频，入关腹胀胃虚形，尺逢定是丹田冷，泄痢遗精号脱阴。

【伏脉】

体状诗： 伏脉推筋着骨寻，指间裁动隐然深，伤寒欲汗阳将解，厥逆脐疼证属阴。

相类诗： 见沉脉。

主病诗： 伏为霍乱吐频频，腹痛多缘宿食停，蓄饮老痰成积聚，散寒温里莫因循。食郁胸中双寸伏，欲吐不吐常兀兀，当关腹痛困沉沉，关后疝疼还破腹。

【动脉】

体状诗： 动脉摇摇数在关，无头无尾豆形团，其原本是阴阳搏，虚者摇兮胜者安。

主病诗：动脉专司痛与惊，汗因阳动热因阴，或为泄痢拘挛病，男子亡精女
子崩。

【促脉】

体状诗：促脉数而时一止，此为阳极欲亡阴，三焦郁火炎炎盛，进必无生退
可生。

相类诗：见代脉。

主病诗：促脉惟将火病医，其因有五细推之，时时喘咳皆痰积，或发狂斑与
毒疽。

【结脉】

体状诗：结脉缓而时一止，独阴偏胜欲亡阳，浮为气滞沉为积，汗下分明在
主张。

相类诗：见代脉。

主病诗：结脉皆因气血凝，老痰结滞苦呻吟，内生积聚外痈肿，疝瘕为殃病
属阴。

【代脉】

体状诗：动而中止不能还，复动因而作代看，病者得之犹可疗，平人却与寿
相关。

相类诗：数而时止名为促，缓止须将结脉呼，止不能回方是代，结生代死自
殊途。

主病诗：代脉之因脏气衰，腹痛泄痢下元亏，或为吐泻中宫病，女子怀胎三
月兮。

114